生命樹

Health is the greatest gift, contentment the greatest wealth.
~Gautama Buddha

健康是最大的利益，知足是最好的財富。 ——佛陀

腸道‧全身心健康聖經

|美國腸道權威|

帶你打造腸道好生態，生病少、人不老

GUT RENOVATION

Unlock the Age-Defying Power of the Microbiome to
Remodel Your Health from the Inside Out

羅希尼‧雷 醫師 Roshini Raj, M.D. 著

吳宜蓁 譯

臥室裝修
臥室的另一項活動

腸道修復健身計畫
腸道修復心靈計畫
腸胃修復睡眠計畫
腸道修復美容計畫
輪到你修復腸道了！

這種不舒服的感覺是什麼？是身體怪異又迷人的真相。

——羅希尼・雷醫師

本書包含與醫療保健相關的建議和資訊，本意用來補充而不是取代你的醫師、或合格健康專家提供的建議。如果你知道或懷疑自己有健康問題，建議在展開書中的腸道修復計畫、或從其他管道得知的醫療計畫之前，務必先徵求醫師的建議。

截至出版之日，本書已盡一切努力確保本書資訊的準確性。對於應用本書中建議而可能導致的任何醫療結果，出版商和作者不承擔任何責任。

獻給我的父親，你陪我走出每一步。
獻給我的母親、奇倫、迪藍和馬尼許，
你們的愛給了我力量，把這本書化為真實。

前言
揭開「腸道好·人不老」的祕密

我常被問到：「是什麼讓你決心成為一名胃腸病學家？」也許聽來奇怪，不過我喜歡透視患者的身體，在發現病因當下施以治療。這對嚴重病灶尤其有意義，例如：癌性結腸（就是大家俗稱的大腸癌）息肉或胃潰瘍出血。但即使在沒有生命危險的情況下，我也覺得探索人體內部，了解神奇的自然機制如何運作非常有趣。

我的看診經驗有男有女，不過許多女性偏好尋求女性胃腸病學家，所以我的患者以女性居多。同樣是經歷過青春期、懷孕和分娩的女性，也聽見了更年期來敲門的聲音，我個人深深體會到患者所經歷的各種症狀。我也吃過一些不好的東西，然後跑了一整晚上的廁所。和大多數女性一樣，我知道浮腫、噁心、便祕和抽筋是什麼感覺。多虧生了兩個孩子，我才明白痔瘡是什麼滋味。（澄清一下，我不會叫我的孩子痔瘡，至少不會當著他們的面。）

身為紐約大學朗格尼醫學中心（NYU Langone Medical Center）的胃腸病學家和內科醫師，我幾乎是從頭到腳地檢查人體。我可以看到人體內部如何老化，包括我用內視鏡或結腸（大腸）鏡檢查身體內部時。我曾看過一名50歲的患者有著70歲的健康狀況，這情況並不罕見，反之亦

然。人體內在與外在的年齡可以存在極大的差異。每當看到求診者的年齡欄，跟站在我面前的本人時，我常常得再三核實資料。所以我一直很好奇，想找出加速或減緩他們老化過程的原因和行為。我想幫助那些過早老化的人，並向那些在高齡時仍保持健康和活力的人取經。不過，面對現實吧，我當然有別的動機。身為一名剛過完50歲生日的女人，你應該相信，我對「收集好好變老的祕密」非常感興趣，無論內在或外在。

每一天，我都親眼目睹人們因不良飲食和選擇的生活作息而面臨困境。許多人認為自己無法掌控老化或壽命，但事實並非如此。遺傳因素的壽命預估只占25％到30％，這表示你對自己老化的掌控能力，比你所想的還要多。聽起來有點驚人，但也是個好消息！而關鍵就在於管理你的腸道健康。

腸道健康以你意想不到的方式影響著你。我在《腸道‧全身心健康聖經》中的建議，可以真正改善消化系統的健康、慢性問題、癌症預防和心理面貌。平衡的**微生物群基因體**（Microbiome），也是增強免疫力、預防年齡有關慢性疾病的基礎，這些疾病可能會導致過早老化、長年健康欠佳和壽命縮短。換句話說，正確地打造健康的消化系統，你的老化可以「慢動作」進行！

儘管，我熱衷成為胃腸病學家，但這份工作直到近幾年才有重大突破。大量研究顯示了腸道微生物群驚人的力量，這個由細菌、病毒和酵母組成的龐大群落，居住在你的腸道中，並將其影響擴展到你的全身。

那麼你體內的微生物群究竟如何發揮作用呢？改變你體內的微生物群如何延緩你的老化呢？微生物群又會如何影響你的免疫系統？更重要的是，如何優化體內你的微生物群，促進最健康、年輕的自己？這是本

書的意義所在，幫助你掌握這門神奇的科學，將其應用到日常生活中，發揮最大的作用，讓你健康變老、氣色好、生活更美好。

在《腸道‧全身心健康聖經》中，我將介紹一項改變遊戲規則的程式系統，能夠改善你的微生物群，促進消化力、免疫力、情緒和活力。我將實際臨床經驗結合最新的微生物群研究，提供清晰、容易掌握的建議，允許你理解與制訂重置生理時鐘的必要改變。關鍵在於，一間、一間地改造你的微生物群住宅。

我知道，這聽起來很瘋狂，但請聽我說完。我經常告訴患者，把他們的身體想像成一棟房子。為了保持安全和舒適，房子經常需要基本的維護和修繕。但如果想把房子變成你的夢想之家，就必須全面翻新了。你將拆除老舊、過時的裝潢，恢復一些房間樣貌，再擴大其他空間，最後重新裝飾住家風格。這個過程可能有點混亂，需要投入一些時間和精力，但最終，當你的家成為久安長治之地，這一切的付出都很值得。

在《腸道‧全身心健康聖經》中，我提煉了多年來擔任胃腸病學家所學，並濃縮了我為患者制定的那些讓他們內外有感的最棒策略。我在生活中親身實踐這些策略，並觀察到明顯有益的變化。有了正確的工具，我們都能健康地期待充滿活力的未來，並隨著年齡的增長活得更有自信。糾正你的行為，重置生物老化過程永遠不嫌晚，而且愈早開始愈好。這就是為什麼從這本《腸道‧全身心健康聖經》開始，可以讓你擁有最好、最光明的未來。

我在《腸道‧全身心健康聖經》中列出的計畫，能夠照顧好你體內的生態系統，保護細胞免受損害，同時啟動細胞修復過程。我也會解釋，體內的微生物群對身體各部位的健康所扮演的關鍵角色，以及現代

飲食和生活方式如何危及腸道失衡。

不過，身為專業醫師，我也必須提醒你，本書提供的大多數策略雖然每個人都能受益，但當你決定大幅改變飲食、運動習慣或生活方式之前，最好先諮詢你的醫師。

綜合來看，說現在是改造腸道的最好時機也不為過。嚴重特殊傳染性肺炎（COVID-19）全球大流行的主要影響之一，是我們必須以新的方式關注健康和死亡率。疫情大流行讓我們意識到，改變飲食、運動和壓力管理策略有其必要。現在，我們比起過往更應該把健康當成第一優先事項，是時候建立抵禦疾病和老化能力了。除此之外，我們還需要處理疫情大流行期間急劇上升的體重和心理問題、長新冠症狀，以及隔離情況下產生的身心後遺症。所有這些都是身為醫師的我，現在在診療室經常看到的問題。所以，現在確實是重塑、振興和重置老化時鐘的最佳時機。

在這段旅程中你絕對不孤單！我會從旁指導你，一間房接著一間房地改造你的腸道和健康。我們會改變你的細胞和微生物的老化基準，讓你邁向更有活力的未來。腸道修復的最終結果，會使你更健康、更年輕，過上更長久、快樂的生活。我知道這項工程相當艱鉅，但我有信心我們能夠一起完成。讓我們開始吧！

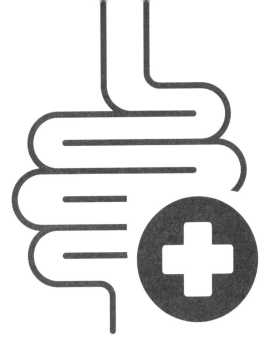

第一章
認識你的總承包商──
微生物群

在我們開始逐一房間修復腸道之前，我先介紹你的總承包商，也就是這次翻修工程的負責人：你的微生物群。微生物群是生活在你體內和體表的數萬億（是的，數萬億）微生物（細菌、病毒和真菌）的總稱。你看不見它們，但微生物群生活遍布你全身，從皮膚、生殖器到結腸（結腸就是大家俗稱的大腸）。甚至連耳朵和眼睛也有自己的微生物群。

就像總承包商負責整棟屋子的裝修一樣，微生物群幾乎影響著身體各部位的健康。如同總承包商的運作方式，總是有很多幕後工作在你不知道的情況下進行。體內微生物群系中的所有微生物，都是你身體不可分割的一部分，而且為數可觀。你全身大約有2到2.5萬個人類基因，而體內的微生物群則多達800萬個基因。光是在腸道中的微生物群，就構成大約4磅重（1.80公斤）的生物量，相比大腦只有3磅重。只要人類活著，體內和體表的細菌就會存在。所以，你不是一個人，而是一個超個體（superorganism）！你的微生物群與他人不同，甚至雙胞胎兩個人的微生物群也不同。微生物群就像指紋一樣獨一無二。

我們怎麼知道的？源於2007年美國國立衛生研究院（NIH）啟動一項名為「人類微生物群計畫」（*Human Microbiome Project*）的研究計畫，旨在確定和表徵人類的腸道微生物群。多虧了這些勇敢的研究人員篩選了大量的糞便，該計畫的發現不但讓我們對腸道內的物質有了更深入的了解，還啟動了改變遊戲規則的研究，探討了這些細菌在我們體內發揮了什麼作用。

那麼這些細菌在做什麼呢？

做的事情可多著呢。基本上，這些細菌維持著你的生命和健康。在

腸道（小腸和結腸）中，執行著影響全身的重要功能。你的腸道細菌幫助你消化食物，提取你生存所需的營養物質，並產生一些你身體依賴的維他命。這些細菌房客很有用，對吧？不但增強你的免疫功能，製造抗發炎化合物，產生影響情緒和認知的神經化學物質，還以無數方式支援你的健康（你將在接下來的書中學習到）。

2000多年前，醫學之父希波克拉底（Hippocrates）說過：「所有疾病始於腸道。」現代科學似乎正在證明他說得沒錯。研究指出，有益細菌可以影響人體一切，從體重到罹患肥胖相關疾病的風險（例如：第二型糖尿病）、慢性發炎性疾病（例如：發炎性腸道疾病）、心臟病、心理健康問題（例如：憂鬱和焦慮），以及與年齡有關的肌肉骨骼疾病（例如：骨質疏鬆和肌少症）。

隨著研究同樣獲得驗證的，是這種影響是雙向的。你的腸道微生物群不但會影響身體各部位的健康，生活方式和整體健康也影響著你的腸道微生物群。

為什麼微生物群的多樣性很重要？
——理解腸道平衡的重要性

我們常把細菌跟感染和疾病聯繫在一起。像我經常這樣做：在辦公室裡，和同事花大量的時間努力洗手、清潔辦公桌面、消毒醫療設備來消滅細菌。在任何可能傳播有害細菌的環境中，這麼做有其道理。

反觀腸道就不一樣了，人類微生物群中，大部分的細菌是有益而非

有害的。（否則，你就麻煩大了。）人體內微生物群的細菌種類和數量會自然經歷起落、繁殖和死亡。健康的腸道大約有85%的有益細菌，這也表示仍有大量的有害細菌總是在腸道周圍徘徊，尋找機會繁殖，打破腸道平衡。健康的腸道一旦被有害細菌入侵，身體可能會不太舒服1到2天，但通常在尚未意識到的情況下就自動恢復腸道平衡。

人永遠無法擺脫有害細菌，或我稱為不友好的壞東西！不過，有了正確的護理和習慣，你可以最大限度地發揮有益細菌的作用。如此一來，壞東西就會被好東西排擠，無法繁殖出夠多的有害物質。

有時不守規矩的壞東西──有害細菌──確實占了上風，把你的房子搞得亂七八糟。這可能出於你在不知情的情況下，吃了被沙門氏菌或結腸桿菌等有害細菌污染的食物，導致食物中毒。或是，你感染了一種醫師科學地稱為「腸胃炎」的病毒。在嘔吐或腹瀉幾天之後，你的免疫系統清除了有害細菌，有益細菌再次占據上風，然後你的消化系統恢復正常運作。

至少，大部分情況都是如此。然而，有時候有害細菌會逗留，你的消化系統需要很長一段時間才能恢復正常。或者，有害細菌不會導致真正的疾病，但仍然會排擠有益細菌，減少它們的數量。人體內的微生物群極具活力，會根據飲食和環境迅速變化。所以，長期的壞習慣代表腸道內微生物群的平衡經常被打亂。隨著細菌平衡和多樣性持續惡化，健康也隨之惡化，最終導致腸道菌叢失調。

認識腸道菌叢失調

　　現代人的生活作息並沒有讓腸道微生物群的生存變得容易，我們不斷做一些有益細菌不喜歡的事情，其中最關鍵的非飲食莫屬了。許多人碰巧經常吃著名為「標準美國飲食」（SAD）的食物，大多是高熱量、低營養、超加工的食品，由大量的糖、鹽、有害脂肪、防腐劑和食品添加劑組成。這類垃圾食品占現在美國人平均飲食的50％以上。除了不健康的飲食之外，我們還用酒精、抗生素和其他藥物、環境毒素、睡眠不足和巨大壓力來攻擊腸道細菌。這些生活方式讓微生物群陷入無法自我糾正的不平衡狀態。你會感覺自己消化不良，但由於症狀模糊且多變，常導致你忽略了腸道健康，或亂吃一些非處方藥來治療。

　　腸道菌叢失調（Dysbiosis）基本上發生在體內微生物群的多樣性大幅減少，或是有害細菌過度生長時。症狀因人而異，在同一個人身上，每一天，甚至每小時都可能不一樣。最常見的症狀，包括：胃不舒服或噁心、便秘、腹瀉、脹氣等。你可能還會異常疲勞，甚至影響大腦功能，例如：腦霧、注意力不集中、焦慮和憂鬱。

　　當然，不是每個人都有上述所有症狀，症狀的嚴重程度和出現頻率也有很大差異。但是，即使沒有出現任何症狀，消化不良也會嚴重破壞身體多個部位，與皮膚病到糖尿病等的各種疾病都有關聯。

　　在本書中，我們將討論腸道微生物群和腸道健康，如何與你生活的各領域相互作用，以及你可以採行的預防或修復菌叢失調策略。其中兩項重要策略，是透過改善飲食和服用益生菌（有益細菌）來恢復體內微生物群的平衡。不僅如此，我還有很多方法可以優化腸道，你很快就會

知道。

腸道屏障功能

在消化過程中，當食物到達小腸，基本上就像一碗部分消化的食物湯，以及你可能不小心吃下肚的有毒物質。（我知道，噁心！）你希望食物中的營養被吸收到血液中，但不包括吸收其他東西。你的小腸內襯是一層細胞，彼此緊密相連，有點像地鐵瓷磚，彼此之間的空隙非常微小。細胞之間的空隙稱為「**緊密連接**」（Tight junction），這些連接能夠打開足以讓消化的食物顆粒、水和微量營養素通過的通道，同時阻止較大的顆粒和其餘的腸道內容物進入血液中。如此一來，你的腸壁成了重要的屏障，可以防止腸道中的有毒或外來顆粒潛入血液而導致身體發炎。腸道內有益細菌的好處就在於，分泌保護性黏液覆蓋在腸壁上，並產生保持連接緊密的化合物，強化腸壁屏障的功能。

如果腸壁屏障被破壞了怎麼辦？當你小腸的緊密連接處開太大、打開時間太長，或者小腸脆弱的腸壁出現小洞和裂縫，你就有了腸道通透性，又名**腸漏症**（leaky gut）。

當腸道因某種原因變得可滲透，較大的食物顆粒、細菌和其他腸道內容物就會洩漏到血液中。免疫系統會對這些逃逸物質做出反應，將其視為危險的入侵者，從某種意義上說，它們確實是。免疫反應導致發炎，反過來又會產生許多與菌叢失調相同的症狀。你可能會腹脹、脹氣、噁心和抽筋，但現在的症狀可能還多了食物過敏和關節疼痛等。評

估長遠影響，由腸漏引起的慢性發炎可能導致自體免疫疾病，例如：風濕性關節炎，以及慢性疾病，例如：糖尿病、甚至是心臟病。還有可能產生無法根治的食物過敏。

什麼破壞了腸內壁的完整性？其中一個原因是長期的菌叢失調，但還有其他更多的原因。營養攝取過低、低纖維飲食除了導致菌叢失調，也會導致腸道滲漏，因為你不斷地攝取有害物質來轟炸你的腸道，包括：人工甜味劑、防腐劑、食品添加劑、食品色素、乳化劑，以及加工與包裝食品中的大量農業化學殘留物。酒精同樣會破壞腸道，就像我們每天接觸到的許多環境毒素一樣：空氣污染、清潔用品、化妝品、個人護理產品、阻燃劑、織物柔軟劑和其他各種東西。嚴重的食物中毒或腸胃流感也會增加腸道的滲透性。

癌症放射治療，以及一系列治療癌症和其他嚴重疾病的強效藥物，也會引發腸漏症。如果你有潛在的疾病，例如：乳糜瀉（Celiac disease 麩質不耐症）或克隆氏症（Crohn's disease），你就很有可能患上腸漏症，因為這些疾病的發炎症狀會直接破壞你的腸黏膜。最後，還有一個消化功能的無敵殺手：壓力。

所以，儘管導致腸漏症的成因諸多，但其實你可以控制其中大多因素。畢竟，你就是體內微生物群的總承包商。首先，你必須改變腸道微生物群來調整菌叢失調的問題。恢復有益細菌的數量和物種多樣性，讓腸壁連接更緊密並產生更多的保護性粘液，而這兩種作用都會加強腸道的重要屏障。

你的家庭監控系統——了解免疫力

從工作開始到結束，消化道一直與細菌接觸，所以把細菌留在長消化管內，保護身體其他部位不受感染很重要。然而，還是有些物質不可避免地逃離腸道，不過你的身體為此也做好準備了：人體內至少有70％的抗感染免疫細胞都在腸道中，你可以將其視為身體的警報系統。

有警報系統是件好事，對吧？畢竟，你想讓腸道免疫系統去對付有害微生物。但有裝設家庭警報系統的人都知道，這系統很容易引發假警報。你不希望你的免疫系統出錯，進而引發自體免疫性疾病，導致身體會攻擊自己。理想情況下，你希望免疫系統能夠在忍受少量有害微生物、跟當有害微生物達到危險程度時迅速做出反應之間保持平衡。

我們稱此現象為免疫耐受。保持免疫耐受的最好方法，就是擁有多樣的腸道細菌。多樣性可以幫助免疫系統的細胞區分需要攻擊的危險微生物和不需要攻擊的微生物，並且區分入侵者和你自己的細胞。

當你的免疫系統確實得做出反應時，會觸發一系列複雜的步驟。想像你正在做晚餐，切洋蔥的時候割傷手指。這有點像違反安全協定時觸發的警報系統。你身體的警報會迅速反應，環境中的細菌會立即進入傷口，你的免疫系統會把它們趕出去。傷口周圍的區域腫脹、變紅、發熱、疼痛，這些都是急性發炎的現象。基本上，第一批趕到現場的免疫細胞會發出化學信號，告訴傷口周圍的血管開始漏水，然後血管周圍的細胞會稍微打開一點，讓更多的免疫細胞、血小板（凝血功能）和血液中的液體進入該區域，使得傷口周圍的區域更腫脹。

就像警報系統發出求救信號一樣，你的身體也會。湧入的免疫細胞

開始釋放更多化學使者，稱為**細胞激素**（Cytokines）。細胞激數有助於控制發炎反應，並告訴更多免疫細胞趕到割傷處來殺死入侵者。

如果傷口很小，免疫系統可以輕易地殺死入侵的細菌，你的手指可能會紅、腫、痛幾天直到痊癒。但如果傷口很嚴重，或運氣不好被特別危險的細菌入侵了，你的手指可能會感染，免疫系統必須更努力才能擺脫入侵者。這些細胞激素會讓更多免疫細胞加入，並造成發燒、疲勞的症狀，如此你才會放慢腳步，拿更多體力來對抗感染。

急性發炎可能會讓你不舒服個幾天，但當最糟糕情況過去了，發炎反應也會跟著消失。

腸道急性發炎的棘手之處在於，症狀不像手指割傷那樣明顯，不過身體同樣有很多恢復機制。你的腸道會因抽筋和腹脹而腫脹和疼痛，由於腸道功能不好，所以可能還會腹瀉，甚至有點出血。你可能除了疲倦、疼痛、沒有胃口之外，還會發燒。

你的身體不斷尋找可能傷害你的東西。免疫系統會攻擊讓你生病的細菌和病毒，也會攻擊它判定為入侵者的東西，例如：通過滲漏的腸道而未消化的食物顆粒。

那麼，如果發炎不是感染所造成，而是源自腸道菌叢失調、腸漏症、肥胖、過敏、自體免疫性疾病或其他原因，使免疫系統持續處於低水準的警戒狀態，該怎麼辦？

情況升級了。這些細胞激素本該在真正需要的時候才被釋放出來，現在卻不斷地被送入血液中，這屬於慢性發炎：一種徘徊逗留的發炎，造成持續、輕度的症狀。腸道的慢性發炎症狀會讓你身心不適：持續疲倦，關節和肌肉出現皮疹並隱隱作痛、情緒煩躁和腦霧，甚至憂鬱。如

果不及時治療，會開始損害健康的組織，例如：動脈、關節和大腦。

發炎和腸道微生物群之間的關聯

大多數人想到變老，通常會聯想到白頭髮和皺紋，或把變老視為一個失去力量、活力和敏捷思緒的時期。相信我，我最近剛慶祝了自己50歲生日，這些老化的跡象我也同樣重視！不過，身為腸胃專科醫師，看診中我觀察到人們老化程度的不同，讓我對老化有了更廣闊的視角。我看過一位80歲的患者，彷彿鞋子裡裝了彈簧一樣地跳上檢查台，也見過一位52歲的患者，一臉疲憊、無精打采地拄著拐杖走進診療室，我意識到老化並沒有平等地對待每個人。我認為老化不只是身體的正常損耗，也是器官損傷和疾病易感性的增加。換句話說，讓我們「變老」的，通常是隨著年齡增長而累積出的疾病，例如：癌症、心臟病、第二型糖尿病和關節炎等等。

那又是什麼讓我們隨著年齡增長，更容易受到這些疾病影響呢？事實證明是一種名為「發炎」的現象。這現象指的是，隨著年齡增長，人體內的低度發炎會增加。根據觀察不同年齡組的發炎標誌物（發炎期間，血液中上升的化學物質）水準，我們發現年長者的發炎標誌物比標準高出了2到4倍。但不是每個人伴隨年齡增長都會出現相同程度的發炎，我們觀察到健康的年長者通常發炎情況較少，疾病發生也更少。

當慢性、低度發炎長期存在時，會對人體的一切，從大腦迴路、荷爾蒙、器官功能到腫瘤形成等，都會產生負面影響。處在這種情況下

的人，更有可能發展出與年齡有關的疾病，例如：阿茲海默症、冠狀動脈疾病和嚴重的骨關節炎（Osteoarthritis）。而且比起沒有慢性發炎的人，這些疾病更有可能在年輕的時候就攻擊你。有趣的是，事實上是**慢性發炎加速了老化過程**，進而作用在身體的很多層面上。

所以，只要研究一個人體內細菌的數量和類型，就能以驚人的準確度（4年之內）預測出年齡，而發炎是其中的一項重要指標。發炎還會加速外在的老化跡象，例如：虛弱、行動不便、肌肉萎縮和皮膚皺紋。所以，無論是外表長相還是生理健康，發炎都扮演著重要角色。

造成大部分發炎症狀的慢性發炎源於腸道。隨著年齡增長，腸道細菌的組成自然地發生改變，變得不再具有多樣化。腸道微生物群的多樣性減少，再加上其他的健康問題，代表全身的發炎情況可能增加。近期對微生物群的研究顯示，不同年齡者的腸道，通常有著不同的細菌群落。微生物群的獨特性，往往在40歲以後開始顯現，而且因人而異。科學家們最近比較了18歲至98歲年齡群體的腸道細菌，發現某些特定的細菌特徵與健康的老化有關。事實上，他們發現一種稱為**擬桿菌**（Bacteroides）的細菌含量較高的人，體內微生物群的整體獨特性較低，4年內的存活率也較低。[1]

針對百歲老人和超級百歲老人（104歲及以上，祝福他們！）的研究，也顯示出類似的結果。與年輕人和不健康的人相比，他們通常有更多樣化的微生物群。微生理時鐘的概念不只引人注目，而且意義也很明確：如果我們能降低身體的發炎程度，就能操縱微生物群組成，讓它「更年輕」，這表示，沒錯，我們可能會減緩，甚至逆轉一些老化過程。這其中的大部分內容，你將在下面幾章看到，歸根究底還是飲食。

新型冠狀病毒和腸道之間的關聯

在對抗新型冠狀病毒過程中，免疫系統會大受刺激，導致失控反應。如果你的身體已經因為腸道菌叢失調、慢性發炎或第二型糖尿病等慢性疾病在發炎，你的免疫系統可能即將迎來「過度反應」了。

那為什麼你的身體不能踩車，減緩免疫反應？答案可能藏在腸道細菌類型中。事實上，最近一項關於罹患新型冠狀病毒患者的腸道微生物群研究表明，腸道細菌多樣性最多的人，症狀可能最輕微，因為他們腸胃存在大量的有益細菌，而我們也知道這些細菌有助於調節免疫系統。至於多樣性最少的人，通常症狀最嚴重，因為他們的免疫系統被過度刺激了，而且他們體內與發炎有關的細菌種類通常高於正常值，與正常免疫反應有關的細菌種類含量較低。此外，症狀最嚴重的人，在康復後的幾個月裡，腸道微生物群的多樣性仍然低於正常值。[2]

我們知道，新型冠狀病毒會感染消化道和肺部，病毒從鼻腔拭子檢測中消失很長時間之後，還能從糞便樣本中被分離出來。這就是中國政府採用肛門拭子做為外國遊客測試的原因，儘管這措施令遊客很不開心！我們還看到，新型冠狀病毒對胃腸道的諸多影響，其中包含急性和長期的影響。一項研究顯示，超過30％的患者在疾病初期出現結腸激躁症的症狀，例如：噁心、腹瀉和食欲不振等等。[3]

在問診的過程中，我見過幾位罹患新型冠狀病毒的患者，他們在康復之後的幾個月仍然持續有腸道問題，例如：腹脹、腹痛和腹瀉。事實上，在疫情大流行的早期，紐約被病毒肆虐，以致於現在當我看到有消化症狀的患者時，我都會先問：「你感染過新型冠狀病毒嗎？」其實這

情況令人沮喪，因為我們不知道所有的治療方法，不過，我確實看到成功使用平衡微生物群策略來恢復健康的患者（本書介紹的一切！）。

不幸的是，關於新型冠狀病毒如何影響人體，我們還有很多東西要學。從新型冠狀病毒中康復的人，在很長一段時間內，腸道細菌的多樣性都會耗盡。這有助於解釋，為什麼有些患有「**長期新型冠狀病毒**」（long COVID）的人，症狀會持續影響身體。那麼促進腸道細菌平衡，是否有助於他們恢復到患病之前的微生物群狀態？服用益生菌是否有助於預防感染嚴重的新型冠狀病毒？這些都是現在活躍的研究主題，應該很快就有答案。英國一項針對30多萬人的研究發現，對女性來說，定期服用益生菌可以降低新型冠狀病毒檢測呈陽性的風險。[4]

即使有疫苗，變異形式的新型冠狀病毒及其後遺症，也可能會伴隨我們很長一段時間。除了採取預防措施（例如：洗手），現在我們可以看到，擁有健康的腸道微生物群比以往更加重要。腸道健康能夠降低你生病的機率，就算生病了，你的適應力更強，而且你的症狀不會那麼嚴重，會很快康復。

益生菌、益生元，以及更多好菌！

腸道健康風潮正盛，所以你可能聽到人們談論益生菌和益生元。這些術語的濫用導致了許多令人困惑的錯誤資訊。讓我們來定義一下它們的確切含義。

✛益生菌（Probiotics）

益生菌是活細菌，可以賦予宿主健康益處（pro ＝給，biotic ＝生命）。顧名思義，這些細菌對你有益，而且幾乎每個人都能從中受益。我們可以透過食用含有益生菌的食物或服用營養補充品，直接將其添加到腸道中。益生菌補充品中有幾種不同的細菌種類，常見的菌株是**乳酸桿菌**（Lactobacillus）和**雙歧桿菌群**（Bifidobacterium），這是人體腸道中主要的有益細菌。益生菌補充品也有其他細菌種類，像是一種叫做**布拉酵母菌**（Saccharomyces boulardii）的酵母。服用益生菌補充品會將細菌送到你的結腸中，它們會占據那裡、繁殖，並創造更多的好菌。

有些保健食品可能包括一些特定細菌物種的菌株，而且有著令人困惑的名稱，例如：**植物乳桿菌**（L. plantarum LP-115）。這種做法的出發點是，一些研發者認為，特定的細菌和菌株比其他細菌更有功效。有些製造商甚至聲稱，特定的菌株可以解決特定的問題，例如：憂鬱症。這是真的嗎？這項研究很有趣，而且我完全相信，未來應該會有為特定疾病量身定制的益生菌補充品。但除了少數研究先驅之外，我們仍然需要更多科學來驗證大部分特定疾病的具體說法。另外，也有一些公司根據糞便微生物群分析來開發個人化益生菌，他們聲稱這種做法能夠確定你缺少的細菌種類，以此客製專屬益生菌補充品。再次聲明，我認為現在還言之過早，但我確信未來大家能在這領域看到非常有效的產品。

在選擇益生菌補充品時，要尋找每顆膠囊至少含有10億CFUs（colony forming units，菌落形成單位）的產品，很多產品確實含有100億甚至500億CFU，但更多的產品未達標準。CFU數量，有時也稱為活性益生菌，代表配方中活益生菌的數量。（益生菌在到達結腸前，處於

休眠狀態。）注意那些在生產時列出CFU的產品：有些益生菌在你吃下肚之前就會自然死亡，所以你要知道產品到保存期限時還有多少活細菌。標籤應註明：**產品生產採用良好製造規範（GMP）**。另一個常見的問題是，益生菌一定要「冷冰冰」？很多患者問我益生菌是否需要冷藏，答案是：不一定。一些品質極佳的益生菌公司使用冷凍乾燥技術，使益生菌能在室溫下長時間保持活性。

當你需要服用抗生素時，益生菌也幫得上忙，有助於恢復和有害細菌一起被殺死的有益細菌[5]。益生菌對長期服用抗生素之後，可能罹患的一種痛苦、難以治癒的結腸細菌感染——**困難梭狀芽孢桿菌**（Clostridioides difficile，C. diff）——也非常有幫助。執業生涯中，我經常將益生菌當成一種控制症狀的方法，推薦給患有腸躁症（Irritable Bowel Syndrome）和其他腸道問題的患者來緩解病情[6]。而這只是一個開始。一些研究顯示，益生菌可以改善膽固醇，最近美國食品藥物管理局（FDA）批准了一種益生菌補充品，可用於控制糖尿病患者的血糖值[7]。正如我們所見，益生菌的使用範圍遠遠超出消化系統疾病，而且未來也將繼續發展。

益生菌補充品對人體有益，但為了獲得真正豐富的細菌種類，你不能只依賴一種益生菌補充品。這就是為什麼，我總是建議吃含有活菌的發酵食品，因為那些推動發酵過程的細菌會進入你的結腸。好的選擇有：活菌優酪乳、克菲爾牛奶（Milk kefir）、味噌、天貝、德式酸菜、泡菜和美式酸黃瓜（用鹽醃製，而不是用醋）。

➕益生元（Prebiotics）

服用益生菌時，我建議同時補充益生元。益生元是促進有益細菌（益生菌）生長的物質。如果益生菌是花朵，那麼益生元就是有助益生菌茁壯成長的肥料。益生元補充品含有可溶性纖維，通常以果寡糖（Fructooligosaccharides）、菊苣纖維（chicory fiber）和菊糖（Inulin）的形式存在，這些合成糖未經消化就通過小腸，然後像細菌的生日蛋糕一樣到達結腸[8]。購買時跟益生菌一樣，請在標籤上尋找GMP說明。

除了益生元補充品，你還應該吃果寡糖和菊苣纖維含量高的食物，一般存在於植物性食物中，包括：杏仁、蘆筍、酪梨、大麥、漿果、捲心菜、櫻桃、奇亞籽、鷹嘴豆、椰子、大蒜、蔬菜、菊芋、小扁豆、洋蔥、桃子、開心果和核桃。

➕共生質（Synbiotics）

當腸道細菌失衡到引發症狀時，我們可以使用含有益生菌和益生元的補充品來恢復有益細菌，提高物種多樣性。為了讓生活簡單一點，許多製造商開始生產共生質，一種同時含有益生元和益生菌的補充品。這麼做是出於什麼理由？因為益生菌和益生元結合起來有協同效應，二者加起來比單獨行動更有力量。

➕後生元（Postbiotics）

當你以為自己已經掌握了所有詞彙的時候，一個新術語出現了：後生元。腸道有益細菌在消化纖維時，會釋放對你有益的生物活性化合物，稱為代謝物。後生元補充品比益生菌更進一步，因為它們只含有益

的代謝物，而不含活菌。後生元在產生它們的細菌死亡後很長一段時間內，仍對腸胃有益。

最後要特別提醒大家，很不幸地，益生菌補充品行業並沒有受到應有的嚴格監管，產品標籤並未準確反映瓶中的實際情況。醫師的建議，或選擇更大、更有信譽的製造商，有助於確保你物有所值。

如你所見，微生物群是你全身翻新的關鍵，擔任總承包商的角色，你的微生物群影響你身體各部位的健康，從免疫力、體內的發炎水準到老化情況，以及得到慢性疾病的可能性。在接下來的章節中，我們將深入研究，如何讓你的微生物群保持健康快樂，把你照顧到最好。

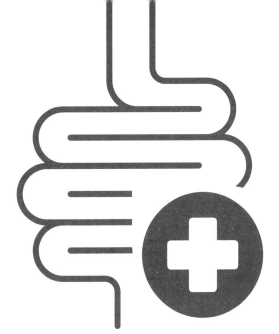

第二章

建築師──你的大腦
能與腸道溝通

你已經了解總承包商：微生物群，接下來你要認識的是協調改造的另一個關鍵角色：建築師，也就是大腦。在壓力大的時候，你是否有過肚子裡感覺有東西在翻攪？或者，你有種直覺，覺得某些事情不太對勁？又或者，你有著牽腸掛肚的情緒？這些「感覺」是很好的例證，說明了腸道和大腦如何緊密相連，並決定你日常大部分的生理機能。

令人訝異的是，腸道中的微小細菌，可以大幅影響大腦運作，導致思想、情緒、心理健康，以及認知能力下降的風險，都與微生物群有關。反之亦然，你的大腦會與腸道「對話」，發送控制消化過程中許多步驟的信號。就像建築師和承包商之間的溝通可能中斷，腸道修復也可能停滯。如果腸道和大腦之間的相互作用異常，你的健康就會受損。但首先，我們來認識一下這些傢伙如何和諧地合作。

「腸—腦」軸

你的身體為了維持生命所做的大部分事情，完全不受你的意識控制。這要歸功於自主神經系統，你神經系統位於腦幹和脊髓中，處理所有的基本身體機能，例如：呼吸、心跳以及消化。

舉個例子：你吞下一口食物後的消化運作，是由腸神經系統（enteric nervous system）自動處理。這個龐大複雜的網路，由至少2億個神經元組成，沿著整個消化道，從你的嘴巴一直到肛門。由於腸神經系統非常龐大和影響大部分的身體機能，有時又稱為「第二大腦」。吃下食物之後，你不需要做任何事情，腸神經系統和大腦會持續交流。主

要談論的內容是，如何協調消化系統與身體的其他系統，例如：免疫系統，保持一切機能正常運轉，沒有任何不必要的打嗝，例如：發炎導致的打嗝，就這麼簡單。

腸腦和大腦之間的另一個重要連結是迷走神經。迷走神經也稱為第10對腦神經，源於大腦後部的頭骨，在你的身體中長途蜿蜒而行。迷走神經在路過上半身時，分支會接觸到你的喉嚨、心臟、肺和橫隔膜，以及大部分的消化系統，包括：胃、小腸、部分結腸，以及肝臟、膽囊和胰腺。

「腸—腦」細胞交流

我們仍在研究腸道和大腦如何相互交流，以及對話的內容是什麼。目前知道交換資訊的途徑，其一是荷爾蒙和神經傳遞物質（neurotransmitter），另一個是免疫系統，還有一個是由體內微生物群細菌產生的分子代謝物。然後就是那條連接的公路：迷走神經。

✛荷爾蒙和神經傳遞物質

讓我們從荷爾蒙和神經傳遞物質開始說明。腸道中的特殊細胞會產生大約20種不同的荷爾蒙，然後將化學資訊從腸道傳送到身體的其他部位，包括：大腦。例如：在你的胃和小腸中會產生一種稱為飢餓素的荷爾蒙，在控制你食量方面扮演著重要角色。飢餓素能刺激你的食欲，促進脂肪儲存。飢餓素透過血液循環，影響你大腦中一個叫做下視丘的區

域來控制食欲。

與飢餓素相反的是瘦體素，一種主要由脂肪細胞產生的荷爾蒙（你的腸道也會少量生產）。瘦體素是產生飽腹感、「我飽了」的荷爾蒙，傳遞「你已經吃得夠多了」的訊息給下視丘，讓它知道是時候停止飢餓感了。你的飢餓素和瘦體素數值如同跳舞一般，一個上升、另一個就會下降，反之亦然。你可以想像，這些荷爾蒙的改變，在體重增加和食物成癮中的作用相當重要。

不過，腸道中產生荷爾蒙的細胞，如何得知何時向身體其他部位發送訊息呢？答案是你的細菌會告訴他們。腸道細菌產生的代謝物，為產生荷爾蒙的細胞提供了腸道內發生的一切：你吃了什麼、腸道黏膜狀況如何、細菌種類的組成結構……。做為回應，你的腸道會釋放適當數量的荷爾蒙。如果細菌的信號機制被破壞（也許是腸道菌叢失調），就會釋放異常數量的荷爾蒙。以飢餓素為例，會導致暴飲暴食和肥胖等問題。

相反地，當你感受到威脅時，大腦會刺激腦下垂體和下視丘，與你的腎上腺（位於腎臟上方的小腺體）合作，釋放壓力荷爾蒙皮質醇。皮質醇增加會轉移腸道內的血液，為「戰或逃」做準備，促使腸道肌肉收縮，這就是導致胃痙攣，或突然想上廁所的原因。現代的生活環境中，這種威脅更可能是大型業績銷售報告，而不是遇到古老生物洞熊（雖然你老闆的確讓你聯想到洞熊，我明白），但壓力就是壓力，你的消化系統會受到影響。現在，你只要知道壓力會影響食物在消化道中的移動速度，使腸道更具滲透性，並影響免疫功能即可。（壓力對消化系統影響很大，我會在第七章「禪宗角落」深入討論。）

神經傳導物質是另一個連接腸道和大腦的途徑，其中最重要的

是血清素。你身體中的神經傳導物質是一種天然的化學物質，可以將衝動從一個神經元（神經細胞）傳遞到另一個神經元，這可能發生在大腦和中樞神經系統的神經元之間、肌肉中或者在腸道中。在大腦中的血清素主要掌管情緒調節和記憶，稱為快樂荷爾蒙，所以我們經常聽到血清素在憂鬱症中的作用。選擇性血清素回收抑制劑（Selective Serotonin Reuptake Inhibitors）藥物，例如：抗憂鬱藥物艾司西酞普蘭（Escitalopram，產品如：立普能膜衣錠Lexapro）和氟西汀（fluoxetine，產品如：百憂解Prozac），都是增加大腦中的血清素來協助憂鬱症狀。

事實上，你體內大部分的血清素（約90％）是由腸道產生，而不是大腦，主要由你的總承包商微生物群製造的。這是另一例證，說明為什麼擁有多種細菌對腸道如此重要。當刺激分泌血清素的物質不足時，除了導致消化問題，還可能導致憂鬱。[1]

你大腦中的大部分血清素來自食物。當你吃了含有必需胺基酸色胺酸（Tryptophan）的食物時，這個過程就開始運作了。幾乎所有的動物性食品都有色胺酸：雞蛋、牛奶、乳酪、魚、肉和家禽。另外這些植物性食物：巧克力（真棒！）、香蕉、鳳梨、堅果、豆腐和菠菜，也是攝取色胺酸的絕佳來源。在腸道中，一些色胺酸會轉化為**五羥色胺酸**（5-HTP），然後進入體內循環中。當五羥色胺酸到達大腦時，會轉化為血清素。這個過程解釋了，為什麼吃完節日火雞大餐之後你會昏昏欲睡，火雞是色胺酸的極佳來源，在你吃了一盤火雞大約30分鐘之後，大腦會獲得大量的血清素，放鬆神經傳遞物質讓人感覺良好，然後不知不覺間，你就在沙發上睡著了。

　　腸道的血清素主要停留在腸道中，讓你知道什麼時候吃飽了、調節體液數值、在消化道中移動食物、讓你感覺疼痛和噁心，以及保持正常的腸道功能。血清素也可以保護你，不被食物中的危險毒素侵害。如果你吃了有毒的東西，血清素會讓消化速度加快，所以食物很快就會排出體外。有些血清素被帶入血液循環中，在骨骼機能和傷口癒合中發揮作用。還有一種理論認為，循環中的血清素會到達大腦。這就出現了一種不用藥物就能治療憂鬱症的方法，即控制腸道微生物群來製造更多血清素，然後這些血清素會從腸道移到大腦來彌補大腦血清素的不足。採取服用益生菌而不是選擇性血清素回收抑制劑來抗憂鬱的想法，現在正積極研究中。

　　既然我們談到抗憂鬱藥，有時這些藥也被用來治療腸躁症這種常見的胃腸道疾病。我有一些腸躁症患者發現，服用低劑量的抗憂鬱藥之後，症狀大幅緩解。我給這些患者開的劑量，比治療憂鬱症的劑量要低，而結果顯示它們對腸道，而不是大腦，有更局部的神經傳導物質作用，也就是說，藥物對腸神經系統的作用方式，與對大腦的作用方式相同。另外，一些患者也從心理諮商中受益，旨在透過改善腸道與大腦的交流方式來改善腸道症狀。透過諮商改善大腦應對症狀的方式，通常連帶影響他們的第二大腦，從而減輕症狀，改善憂鬱情況。這是一種良性循環的治療方式。

✚免疫系統

　　腸－腦軸的下一條分支是免疫系統。當你的免疫系統因某種原因而啟動時，細胞激素（協調免疫細胞活動的化學使者）就會引起發炎。當

細胞激素到達大腦時，會大大影響神經傳導物質的製造、釋放和使用方式。換句話說，起源於腸道的細胞激素可能進入大腦，導致你身體不舒服。你會疲憊、耍孤僻、食欲不振、思緒混亂。你的身體會告訴自己要多休息，引導體力往更好的方向邁進，如果你真的生病了，這做法有其道理，但如果你是慢性、低度發炎，大腦中的細胞激素可能會持續刺激身體產生這種感覺，如此一來，你根本沒辦法好好生活了。

✚細菌代謝物

　　腸－大腦溝通的最後一個途徑是細菌代謝物，也是由腸道細菌產生的。一些細菌代謝物最終會進入血液循環，被帶往全身，包括你的大腦。為了預防血液循環中那些不需要的分子所造成的損害，大腦有**血腦屏障**（blood-brain barrier）。大腦的血管壁上排列著緊密間隔的細胞，這道牆可以阻止大多數的大分子進入大腦。這聽起來是不是有點熟悉？沒錯，血管壁類似於小腸內壁。就像小腸的緊密連接處會因為開得太大而變得可滲透一樣，血腦屏障也是如此。這會讓壞分子進入大腦，導致發炎以及其他與老化等疾病有關的損傷。

　　引起腸道滲漏的不良飲食，也會損害血腦屏障，而健康的飲食有保護作用。舉例說明：健康腸道中的細菌會產生短鏈脂肪酸丁酸鹽（Butyrate），保持結腸內壁的堅固。丁酸鹽對血腦屏障中血管壁的完整性也很重要。如果血管堅固，屏障也會很堅固。[2]

　　到目前為止，我希望你已經確信，你的總承包商和建築師必須密切合作，才能確保翻修房子順利運作。但如果二者關係惡化了呢？讓我們來一探究竟。

憂鬱症和你的腸道微生物群

細菌代謝體領域的許多研究，都集中在重度憂鬱症（major depressive disorder）的成因和治療上。與其他人相比，重度憂鬱症患者的腸道微生物群組成確實存在差異。例如：重度憂鬱症患者通常有更多擬桿菌家族的細菌，而來自其他大群體的細菌則較少。腸道細菌多樣性和數量的改變，可能與重度憂鬱症患者都有高度發炎細胞激素，以及更多的全身性發炎有關。這些研究發現令人興奮，指出了準確診斷嚴重憂鬱症的方法，以及非藥物的干預措施，例如：改變飲食和服用益生菌等方法可能有所幫助。[3]

偏頭痛和你的腸道微生物群

偏頭痛這種劇烈且悸動的疼痛非常普遍，大約18％的美國女性，每月會發作1、2次（更不用說感到噁心和對光敏感了！），每年有120萬人因急性偏頭痛而送急診室。

偏頭痛可能是一種遺傳疾病。由於原因尚不清楚，再加上有大量的觸發因子會誘發頭痛。壓力、焦慮、睡眠不足、女性荷爾蒙變化、明亮或閃爍的燈光以及酒精，只是其中較為人所知的因素。有些人是因為吃了特定的食物而產生偏頭痛，常見的食物是巧克力（太令人難過了！）。其他食物包括：陳年乳酪、醃制或加工肉品，以及添加了味精的食物。

　　還有許多引發偏頭痛的觸發因子，可能來自腸道菌叢失調和腸漏症引起的發炎。這樣的話，益生菌應該有助於解決腸道問題？根據最近的一項研究顯示，確實可以。在這項研究中，79名偏頭痛患者在自己不知道的情況下，隨機分配服用益生菌或安慰劑，持續10週。10週結束之後，服用益生菌補充品的受試者回報偏頭痛的情況，明顯少於服用安慰劑的受試者。與安慰劑組相比，益生菌組需要的偏頭痛藥物更少、頭痛發作的時間縮短，有偏頭痛症狀的天數也少了。[4]

　　這些研究強烈顯示，既然腸道微生物群會觸發頻繁的偏頭痛，而且阻止或治療偏頭痛的藥物又有令人不快的副作用，甚至長期服用某些藥物反而會使頭痛更嚴重，那倒不如採取改善飲食、改變一些生活方式、每天服用益生菌（從食物或補充品中攝取）來減少藥物需求，改善偏頭痛患者的生活品質。

神經退化性疾病

　　說到變老，大多數人（包括我）最害怕的是失智，或喪失認知能力。尤其可怕的，是與失智症相關的大腦變化，可能比症狀早10到20年就出現了。現在的研究顯示，你的微生物群似乎在退化性神經系統疾病中扮演著重要角色，例如：阿茲海默症、帕金森氏症，還可能導致多發性硬化症。

　　如今，約有580萬美國人承受著阿茲海默症的剝奪記憶之苦。阿茲海默症是一種老化疾病，在美國所有的阿茲海默症患者中，大約80%的

人年齡在75歲以上。阿茲海默症的標誌物，是由 β 澱粉樣蛋白和tau蛋白累積引起的腦損傷。這些蛋白質在大腦控制記憶的區域，以斑塊和纏結的形式累積，造成無法彌補的損傷。

阿茲海默症有許多致病原因，有些未知、有些已知，已知的包括：吸菸、重度酗酒和遺傳。你體內的微生物群也發揮重要作用，我們知道，年齡增長的過程中，腸道細菌組成會發生變化，整體多樣性趨於減少。再者，物種的平衡也會發生變化，有一些細菌數量增加，另一些則會減少。在阿茲海默症患者身上，這種轉變可能造成腸道菌叢失調，增加腸道發炎和滲透性。分析阿茲海默症患者的糞便樣本中，腸道微生物族群的多樣性低於同年齡但沒有罹患阿茲海默症的人。[5]阿茲海默症患者通常具有較低的雙歧桿菌和**厚壁菌門**（Firmicutes），這兩種都是健康腸道中最常見的細菌。研究人員還表示，腸道細菌的變化，也與脊髓液中出現的 β 澱粉樣蛋白和tau蛋白的數量有關。[6]阿茲海默症患者血液中的脂多醣（lipopolysaccharide，一種來自腸道細菌的有毒分解產物）也比沒有阿茲海默症的人多3倍，而且我們還知道脂多醣會導致大腦中破壞性蛋白質的累積。[7]

雖然微生物群和主要退化性疾病之間的關聯仍在研究中，但好消息是，控制健康永遠都不晚。現在開始採取行動來促進微生物群多樣化，你就可以長期地照顧好大腦。

善用大腦，否則你會失去它

隨著年齡增長，大腦會自然喪失一些處理能力，就像我說的，智慧型手機一過保固期就會喪失功能一樣。你可能會發現自己記不起一位熟人的名字，或者偶爾忘記某個單詞。你可能無法像20年前那樣，長時間深度專注在一件事情上。身為一位50多歲的醫師，我在這裡告訴你，隨著年齡增長，輕微的記憶力和注意力下降完全正常。

一個有趣的事實：你的大腦實際上會隨著年齡增長而萎縮，大約從30多歲開始。好吧，這個事實令人沮喪。因為在那之後，每隔10年，你的大腦體積就會減少大約5％。大腦萎縮表示你失去了一些神經細胞（神經元），除了影響記憶力，失去了神經受體也會讓你的思考速度變慢。但不要絕望，多年來你累積的智慧可以彌補這些相對較小的損失。你仍然可以跟以前一樣完成工作，因為你的工作經驗可以輕易彌補偶爾忘記銷售新人名字的失誤。這些變化未必是即將罹患失智症或阿茲海默症的前兆，而且儘管這些症狀煩人，卻是很好的提醒，告訴我們內在建築師需要良好的飲食和定期運動來保持最佳狀態。如果可以的話，我們當然希望盡量減少大腦的損耗。

在年齡增長的過程中，健康的腸道微生物群可以將發炎及其破壞性後果降至最低，幫助你的大腦保持健康。減少發炎最好的方法就是預防，這意味著健康飲食。（我將在下一章詳細介紹。）現在，我只會簡單說明對腸道和大腦有益的食物。多吃新鮮的蔬菜水果（尤其是綠色蔬菜）、全穀物和豆類；從魚、堅果和未加工的植物油中攝取大量有益脂肪（omega-3類）；少吃紅肉和培根這類加工肉品；少喝酒。最重要的是，

不要吃過度處理和加工的食品。這些產品（我無法稱為食物）富含糖、鹽、有害脂肪和化學物質，而且幾乎不含纖維，對你的身體百害無益。

運動也能抵消腦萎縮的現象。一項對年長者（平均年齡75歲）活動的研究顯示，那些經常散步、園藝、游泳或跳舞的人，在核磁共振的成像上，大腦比久坐不動者更大。運動促進大腦健康涉及兩個主要因素：首先，運動能增強心血管的力量，讓心臟輸送更多的氧氣和營養物質給大腦；再者，運動能對微生物群產生積極影響[8]，我將在第六章「家庭健身房」中深入討論這個主題。

大腦健康還有另一個重要關鍵：使用它。活躍的智力和社交，能讓你保持思維敏捷和專注，支持正向情緒，保護大腦避免認知能力下降。做為腸道修復的一環，我強烈建議多閱讀，這是訓練大腦、擴大視野的好方法。事實上，光是閱讀這本書，你就已經獲得了大腦健康的分數。你甚至可以換工作，或在生活中做出更大的改變（我在42歲時成為創業家），但還有一些鮮少人知的方法可以訓練大腦。簡單的30秒切換練習，用你的非慣用手刷牙（警告：一開始可能會很混亂）。或者，玩填字遊戲、學習新語言、鍛鍊手藝、演奏一種樂器。任何你喜歡並堅持去做的事情，都能幫助你保持內在建築師的敏銳和創意。

你的內在建築師偶爾也需要休息一下。有時不做任何特定的事情——神經科學家稱為「非時間」（nontime）——可以讓你的意識大腦放鬆，讓潛意識大腦有機會工作。當你外出散步、在花園除草、喝杯茶放鬆的時候，好點子和解決問題的辦法就會出現。我知道，現在大多數人都有瘋狂的行程表，要擠出時間似乎很難，但如果你把「非時間」當成優先事項，你一定可以找到一些時間。對愛因斯坦、賈伯斯和其他許多

人來說，擁有大量可支配的自由時間確實很有效益，試試看吧。

雖然獨處的時間很重要，但有一件事我非常推薦，就是與家人、朋友和社區保持連結。人生中擁有強大社交連結的人，比孤單一個人更有可能健康地邁入老年。換句話說，太多獨處時間會損害你的健康，就像一天抽15根菸一樣糟糕[9]。感到孤獨和孤立的人，血液中發炎的標誌物會增加，這可能出於他們壓力過大。正如你現在知道的，任何提高壓力荷爾蒙和引起全身發炎的東西，也會導致腸道微生物群的變化。我們還知道，年長者社交孤立程度增加，會使失智症風險增加50%。[10]

另一方面，結婚可以降低患失智的風險[11]。有趣的是，配偶或生活伴侶的長期親密關係，也可以改善彼此的腸道健康。你們體內的微生物群會愈來愈相似，細菌家族的相似度也大增。你知道，人們常說結婚的人會長得愈來愈像？顯然他們的「腸道」也是如此！相比他們的兄弟姊妹、或獨自一人生活，有伴侶之後他們有更豐富、更多樣化的腸道微生物群。[12]

在疫情期間，保持社交的活躍度變得更加困難，但我們必須小心，不要讓社交距離變成社交孤立。疫情之後，我知道用Zoom與家人和朋友通話已經過時了，但千萬不要棄之不用，如果你覺得孤獨，請用通訊工具向家人、朋友和鄰居求助。事實上，多虧了Zoom和FaceTime的技術，遠距社交（儘管是虛擬的）更容易了。另一個保持連結的好方法，是在你的社區做志工。在幫助別人時，腦內啡激增（所謂的「助人快樂感」）也有益於大腦[13]。記住，要向那些你知道他們很孤單的人伸出援手，有時一通友好的關心電話真的幫助很大。

說到友好，現在你的建築師和總承包商狀態良好，像好友一樣合

作無間，那麼下一步呢？腸道修復該從哪裡開始？當然是家的心臟：廚房。從吃得好下手，我們開始吧！

➕ 家庭的腸道保健醫藥箱

- **大腦的食物**。記住，大腦的老化程度取決於你自己。隨著年齡增長，想要保持大腦的健康，請攝取健康飲食來把全身發炎程度控制在最低限度。把你每天喝的葡萄酒，換成用一串紅葡萄和綠葉蔬菜鮮榨的果汁吧。

- **混合運動**。隨著年齡增長，運動有助於抵消大腦萎縮。試試「ClassPass」這個運動App，支付月費去上不限次數、不同風格的課程。今天你可能跳騷莎舞，明天又練跆拳道，學習新的動作是訓練大腦的最佳方式。

- **跳出框架思考**。每天積極地挑戰你的大腦。加入（或創立）讀書俱樂部；在你的社區、你關心的領域當志工；使用App學習新語言；註冊慕課（MOOC）這個全球大規模開放線上課堂。MOOC免費又方便，而且開放給所有人（更多資訊，請見mooc.org）。

- **按下暫停鍵**。花點時間放鬆，讓大腦充電。下載任何靜心App，從每天10分鐘開始。當你的潛意識發揮作用，就會找到解決問題的新方法。

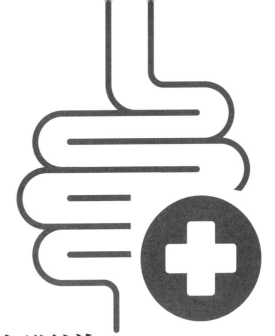

第三章

廚房──吃腸道
微生物群愛吃的食物

腸胃修復的起點是廚房，你必須拋棄舊的飲食習慣，換成全新版本的飲食習慣。這樣想好了：更換家電不但讓廚房更實用，也讓空間在視覺上更舒適。改善飲食的目的就像這樣，你不只看起來，連感覺都更好了，因為你把吃得好視為優先，這是許多美國人難以做到的。

典型的美國飲食（高脂肪、高糖和加工食品）方式正嚴重地破壞你的健康。新的飲食法代表著更好的營養、更健康的腸道，甚至可能解決一些消化問題。最棒的是，新的飲食法中的食物很好吃。還有一件事，雖然這不是一本減肥書，但你在書中學到的飲食法（最後一章提供很多美味的食譜）會讓你更苗條，皮膚、頭髮、肌肉都得到改善，還有促進健康腸道的一些驚人好處！

我應該吃什麼？──全新版本的飲食習慣

我花了很多時間和患者討論飲食，因為他們吃下肚的東西跟發病症狀有直接關聯，也跟身體康復速度有關。我的目標是幫助患者改變飲食習慣，保持消化系統的健康。雖然我喜歡我的病人，但我熱衷治療他們，讓他們康復遠離我的診療室。

幾乎對所有人來說，優化腸道健康的最佳起點，是虛擬前往世界上我最喜歡的度假勝地之一：地中海（有機會也可以來一趟真實的旅行！）。在那裡，你不僅會欣賞到美麗的海灘和迷人的村莊，而且還會發現超級健康的生活方式。地中海沿岸16國的傳統社區遵循的飲食方式，形成了**地中海飲食**（Mediterranean diet）的基本概念。遵循這種飲

食模式的人，例如：在克里特島和薩丁尼亞島生活的居民，都過著健康長壽的生活，基本上沒有我在看診時經常看到的慢性疾病。

地中海飲食的主食是植物性食物，充滿了蔬菜、全穀物、豆類、堅果和種子，以及有益的脂肪和健康的蛋白質。乳製品、魚、蛋和家禽的攝取量低到適中，紅肉則少吃。甜點通常是水果，而不是高熱量的甜食。添加糖、動物脂肪、熱帶油品和加工食品都不屬於這種飲食。

其背後大量的科學研究支持，是我喜歡地中海飲食法的原因之一，這類飲食跟你聽到的許多時尚飲食法不同。大量研究顯示，基本的地中海飲食有助於預防心臟病和中風，並減少危險因子，例如：高膽固醇和高血壓。地中海飲食對糖尿病前期和第二型糖尿病患者也很有幫助，可以降低人體血糖。[1]最近的一項研究也指出，對有罹患阿茲海默症風險的人來說，地中海飲食可以防止記憶力下降和大腦萎縮。[2]

對比一般美國人的飲食習慣，地中海飲食能吃進更多蔬菜水果。儘管1份水果的標準只有半杯，大多數美國人每天只吃1份水果和1.5份蔬菜。這算起來，就是早上的柳橙汁，以及夾在漢堡裡的萵苣、番茄、泡菜和1小份高麗菜沙拉（很抱歉，番茄醬不算蔬菜喔）。而當你將攝取量提高到每日建議攝取的5份時，對身體的影響差異很大。與每天吃2份蔬菜相比，人體死亡風險下降了13％。具體來說，你死於癌症的風險降低了10％，死於心血管疾病的風險降低了12％，死於呼吸道疾病的風險降低了35％。最近的研究指出，每天吃超過5份蔬果，並不能進一步降低你的死亡風險，不過肯定有其他的健康益處。[3]

麥得飲食法——
預防大腦疾病，降低身體發炎症狀

地中海飲食是健康飲食的絕佳起點，但我們可以更進一步用麥得飲食來減少發炎。

想像一下，地中海式飲食經過科學調整後，可以讓你的身體與大腦更健康。於是，結合了地中海‧得舒神經退化性延遲干預（Mediterranean-DASH Intervention for Neurodegenerative Delay）飲食法的**麥得飲食**就此誕生。**得舒飲食**（Dietary Approaches to Stop Hypertension）原用於制止高血壓，由美國國家心肺和血液研究所（NHLBI）贊助研究的飲食計畫。因為得舒強調植物性飲食、減少鹽的攝取量，已被證明可以降低高血壓和改善膽固醇，從而降低心臟病的風險。[4]

麥得飲食藉由關注大腦健康，將得舒飲食提升到全新水準。麥得飲食由美國國家老齡化研究所（NIA）贊助研究人員所開發，2015年發表的第一項主要研究顯示出驚人的結果。真正堅持這種飲食的人，罹患阿茲海默症的風險降低了53％，其他只適度調整飲食的人，仍然可以降低約35％的風險。[5]

任何能降低嚴重疾病風險（例如：阿茲海默症）的東西，都能吸引我的關注。所有簡單可口、種類繁多的飲食也是如此。麥得飲食建立在地中海飲食的基礎上，但特別排除了對大腦有害的食物，並補強有益大腦健康的食物，例如：漿果。麥得飲食真正吸引我的原因在於，對大腦和身體循環有益的許多食物，腸道也能受益。

雖然地中海飲食和麥得飲食都很棒，卻不是專為腸道健康而設計

的。在打造腸道修復飲食時，我把這二者當成建構模型，並添加了專為促進腸道健康而量身訂製的成分。想想益生元、益生菌、抗氧化劑等等，這些都能延緩老化、增加能量，並降低慢性疾病的風險。我把腸道修復飲食法的細節放在第十一章，但請依序章節繼續讀下去，先認識這些主要成分。

飲食和你的腸道微生物群

腸道微生物群的組成，由你吃下肚的東西來決定。當然，其他因素，例如：壓力和遺傳，也有影響，但一項又一項研究指出，飲食是關鍵。吃豐富多樣、營養充足的飲食，搭配大量的天然食物，你會培養出健康的微生物群，充滿了與各方面健康有關的細菌。餵你的微生物群垃圾食品，例如：加工或油炸食品、精製穀物、糖、鹽、食品添加劑，你體內的細菌就會轉變成與整體健康狀況較差有關的細菌，包括：心臟病和糖尿病。[6]

所以，地中海飲食是很好的飲食基礎模型。當你從富含肉類、起司和乳製品的標準美國飲食，轉變為少肉多纖維的飲食時，腸道細菌就會發生變化，變得更好。多肉飲食會促進不健康細菌的生長，這些細菌會導致發炎，包括：結腸（結腸炎）。當你以植物性飲食為主，少吃紅肉時，腸道細菌會增加有助於分解纖維的細菌數量，減少潛在有害細菌的數量。這種改變幾天內就會發生，效果很快。[7]透過減少飲食中紅肉的攝取量，體內的細菌也對心臟有益。當你消化紅肉時，腸道細菌形成過程

會產生氧化三甲胺（Trimethylamine-N-oxide）這種副產品，從而增加罹患心臟病的風險。研究人員表示，改變飲食、不吃紅肉可以顯著降低血液中的氧化三甲胺，並且降低動脈粥狀硬化、高血壓和心臟衰竭的風險。[8]

地中海飲食方法也被證明可以改善老年人的整體健康狀況。2020年的一項重要研究，觀察了吃地中海飲食法1年，對612名有罹患衰弱症（Frailty）風險的老年人健康有何影響。衰弱症的症狀是與年齡相關的力量和正常功能喪失，以及發炎和認知能力下降，會顯著降低生活品質和預期壽命。

結束1年的地中海飲食之後，幸運的受試者有了更多的細菌家族，這些細菌家族與較不衰弱和較少認知能力下降呈現正相關，與發炎有關的細菌數量也降低了。換句話說，吃了1年美味多樣的飲食後，他們整體上更健康，也避免罹患衰弱症。[9]

當你採行地中海植物飲食時，你會扔掉糖、垃圾食品、加工食品和大部分肉類，這意味著擺脫發炎和糟糕的腸道健康。不過，你改吃什麼更重要。當你以大量綠色和植物性食物取代糟糕的食物時，等於增加攝取三大重要的飲食要素：纖維、植物營養素和脂肪（有益身體健康）。

纖維──餵養你的植物

我說明了纖維在飲食中的重要性，之後的內容我還會提到更多。我喜歡分享纖維的好處，等讀到書的結尾，你會了解纖維是從你的身體裡長出來的……你會明白我的意思。不過，纖維到底是什麼？為什麼是你

最好的朋友？

　　膳食纖維是植物性食物中，不能在小腸消化，只能通過結腸的部分。膳食纖維有兩種：水溶性纖維和非水溶性纖維，兩種都是健康消化的必需成分。水溶性纖維在通過消化道時會吸收水分，變成軟凝膠，主要存在於豆類、扁豆、豌豆、大麥、燕麥、堅果、種子和一些水果（例如：蘋果和桃子）中。非水溶性纖維主要由纖維素組成，是堅韌、不吸水的植物細胞壁，全穀物、堅果、水果和蔬菜中都內含這種物質，例如：脆脆、細長的芹菜。植物中的非水溶性纖維，可以讓食物順暢地通過小腸，並增加結腸中糞便的體積。糞便體積變大可以鍛鍊結腸肌肉，使其推動糞便向前移動。所以，高纖維飲食可以確保消化系統運作順暢，並確保你有規律、良好的腸道蠕動。

　　因為小腸不能消化纖維，所以你攝取的卡路里不會增加。又是一個愛上纖維的理由！但是，等到纖維到達你的結腸，就會被裡面的數萬億細菌消化。結腸中的細菌利用代謝過程來發酵，有點像你在體內製作酵母發酵劑。發酵將纖維中的碳水化合物轉化為**短鏈脂肪酸**（Short-chain fatty acids），其中包括一種叫做丁酸鹽的脂肪酸。結腸內的細胞喜歡丁酸鹽，這是結腸細胞保持健康和活力的燃料來源。短鏈脂肪酸還能抑制一些有害細菌的生長，在擁擠的結腸中為有益細菌提供更多空間。[10]短鏈脂肪酸也有益於免疫系統，保護你不受腸道發炎和結腸癌的侵害，甚至可能在調節食欲和身體能量方面發揮作用。[11]這是一個非常有趣的領域，可以解釋為什麼有些人即使沒有攝取過量卡路里，也很難保持體態輕盈。有些人的腸道細菌可能會從相同數量的食物中，攝取更多卡路里，沒錯，這也太不公平了！這正是為什麼讓腸道儲備正確的細菌類型

如此重要。[12]

　　很快，纖維就會對你的微生物群產生正向影響。一項研究顯示，在短短2週的高纖維飲食中，受試者的腸道微生物群發生了顯著變化，與研究前相比，有益細菌的數量增加了。

　　飲食中纖維含量高，等於提供有益細菌最喜歡的生存環境。與此同時，當你在飲食中添加更多纖維時，就是在許多方面保持身體健康：

- **降低膽固醇**。消化道中的纖維可以減少你從食物中吸收膽固醇，降低身體的天然膽固醇產量。

- **保持體重輕盈**。當你用高纖維植物食物代替低纖維加工食品時，你攝取的卡路里會更少。高纖維食物還能減緩消化，讓你長時間保持飽足感。

- **控制血糖**。高纖維食物消化較慢，所以其內含的碳水化合物進入血液的速度也變慢了。這可以幫助你保持血糖穩定，避免血糖過高或過低（對糖尿病前期或第二型糖尿病患者尤其重要）。

- **降低胃腸癌的風險**。身為每天篩查癌症的胃腸病學家，我一再強調這一點並不為過。高纖維飲食可以預防結腸癌和其他癌症，例如：乳癌，還有助於預防其他的胃腸道疾病，例如：結腸憩室炎和腸躁症。

　　你需要多少纖維才能討腸道細菌開心呢？根據美國國家科學院（NAS）的資料，女性每天應該攝取25克纖維，男性至少30克。用另一種方式來解釋，你攝取每1,000卡路里中要14克纖維。可悲的現實是，很

少有人能攝取那麼多的纖維，美國女性平均每天只攝取12到15克，而男性平均每天只攝取16到18克。正如我每天在診療室所見，纖維不足會導致很多消化問題。我告訴患者，「健康指南」列出的纖維攝取標準只是最低值。我建議把目標訂高一點，每天至少多攝取10克，並確保你混合攝取水溶性和非水溶性纖維。要做到這點的最好方法，是少吃糖和加工食品，多吃植物性食物。換句話說，這是植物式結合地中海式飲食法。當你以一碗燕麥片（每杯含有14克纖維）開始這一天，然後午餐吃一碗素辣醬湯（一種墨西哥辣蔬菜湯，主要食材為洋蔥、胡蘿蔔、芹菜、斑豆，平均每杯含有12克纖維）和一小份沙拉（平均每杯含有4克纖維），就已經攝取將近30克纖維，你甚至還沒計算到晚餐的量。

　　想擁有改善微生物群的飲食方式，就是添加更多好吃的膳食纖維。吃一顆酪梨。一顆酪梨含有6克纖維，加上7克健康的單元不飽和脂肪。最近的一項研究顯示，每天吃一顆酪梨可以增加腸道細菌的數量，這些細菌特別擅長分解膳食纖維，同時還會增加腸道微生物群的整體多樣性。[13] 不過，餵養微生物群只是吃酪梨的眾多好處之一。酪梨也是維他命的重要來源，例如：葉酸、維他命K和維他命E，以及鉀、抗氧化劑和健康脂肪，這些都對血壓、視力、關節炎、膽固醇等有好處。說到物超所值，快把酪梨醬拿來！

　　溫馨提醒（這樣你就不會寄憤怒郵件給我了）：在飲食中**逐步增加攝取**更多的纖維非常重要。突然添加大量纖維會產生讓身體不適的氣體，例如：腹脹和腹瀉。緩慢且穩定是制勝法寶。我將在下一章，也是我最喜歡的一章中，詳細討論這個問題。

益生元和益生菌食品

當你在飲食中添加豐富的天然益生菌和益生元食物，微生物群會有所改變，你也一樣。這些食物可能逐漸成為抗老化工具箱中最有力的武器。

益生元食物富含非水溶性纖維，為你的有益細菌提供養分。這種非水溶性纖維有眾多難記的名字：低半乳糖（Galactooligosaccharides）、果寡糖（Fructooligosaccharides）、低聚果糖（Oligofructose）、菊糖和菊苣纖維。既然你沒有能力在廚房裡做化學分析，那就直接買這些很棒的益生元食物吧：杏仁、杏、蘆筍、朝鮮薊、豆類、菊芋、大蒜、芒果、梨、開心果和西瓜。富含抗氧化多酚的食物，也是很好的益生元，備受你的細菌喜愛。蘋果、漿果、茶、黑巧克力和亞麻籽都是不錯的選擇。事實上，在非水溶性纖維和多酚之間，幾乎「所有水果」都是很好的益生元食物。

益生菌食品是含有益細菌的食品，菌種通常屬於「乳酸桿菌」和「雙歧桿菌科」。由高麗菜製成的德國酸菜和韓國泡菜都是很好的來源，酸黃瓜也是。由大豆製成的味噌和天貝也富含有益細菌。優格和克菲爾牛奶是由牛奶的乳酸發酵製成，所以富含益生菌，你也可以買到素食和不含乳製品的版本。查看標籤上的「活菌和活性培養物」字樣，確保你購買的產品含有大量活菌。

在末章的腸道修復飲食法中，你會得到更多參考食譜，記得每天至少得吃1份富含益生元的食物，以及1份富含益生菌的食物。你也可以搭配益生元和益生菌補充品來穩定供應營養。

用植物營養素對抗傷害

植物營養素（Phytonutrients）是植物性食物中發現的數千種天然化學物質的統稱。正是這些物質給了食物獨特的味道、氣味和顏色。植物營養素使柳丁呈現橘色，紅辣椒呈現紅色，藍莓呈現藍色。植物產生這些化學物質來保護自己不受陽光傷害，並抵禦想要吃掉它們的東西，例如：真菌、昆蟲和人類。對人類來說，幸運的是，一些保護植物的植物營養素味道不但很好，還能將保護力傳遞給我們。

具體來說，許多植物營養素是強大的抗氧化劑，可以保護你的細胞不受自由基（Free Radical）的傷害。自由基這個詞聽起來像是無政府主義組織，總想破壞穩定秩序和製造混亂，而這正是它們在你身體裡做的事情。你的身體每天、每秒鐘都有成千上萬經化學過程產生的自由基，類似於身體的廢氣。自由基是一種活性高、壽命短，且缺少一個電子的分子。這個分子不穩定，拚命地想要填補缺失，所以會從附近的另一個分子身上奪取一個電子。如此一來，被奪走電子的分子也會變成自由基，就這樣持續循環下去。所有在你的細胞中四處遊蕩並搶奪電子的自由基，會對細胞膜、細胞內部結構，甚至細胞核中的DNA造成很大的損害。這種損害的潛在後果是什麼？發炎、器官損傷，甚至癌症。

幸運的是，你的身體有強大的天然防禦能力來對抗自由基。抗氧化劑是在細胞內外的物質，提供自由基渴望的缺失電子，能迅速中和自由基，停止連鎖反應，而且不會在過程中產生新的自由基。

身體會製造抗氧化劑，但你可以從食物中獲得額外的抗氧化劑，提供自己更多的自由基保護。維他命C是一種超級抗氧化劑，只能透過飲

食來獲得。你的身體可以利用上述方式得到保護，但新陳代謝並不是產生自由基的唯一途徑。例如：陽光中的紫外線也會產生自由基，這就是為什麼在陽光下待太久的人，更容易得皮膚癌和白內障。當自由基產生的速度，比你體內抗氧化劑撲滅自由基的速度還快，食物中的抗氧化劑就可以發揮作用。

腸道修復必備的廚房新工具

為了修復腸道，我建議你買一台咖啡機、茶壺、超大的香料架、酒架和冰箱。原因如下：

- **咖啡**。誰不喜歡早晨現沖咖啡的氣味？這種美味的香氣來自咖啡中非常非常多的植化素，不要以為是咖啡因，咖啡因沒有味道。植化素在體內主要負責抗氧化劑的作用，而且非常有效，每天喝一杯咖啡，能將整體死亡風險降低3％至4％。適量喝咖啡的人（每天控制在3到5杯240毫升的咖啡），罹患第二型糖尿病、心臟病、結腸癌、帕金森氏症和認知障礙的機率更低。與不喝咖啡的人相比，喝咖啡的人腸道細菌的多樣性更高，而且他們的微生物群中抗發炎的細菌含量也更高。你喝的咖啡愈多（包括無咖啡因），腸道微生物群就愈健康，即使你的飲食習慣沒那麼好。[14]

- **綠茶**。不要被綠茶的清香騙了，裡面可是有大量的植化素，富含抗氧化的化合物，例如：**兒茶素**（EGCG），有助於預防結腸癌

和其他癌症。[15]綠茶還富含茶胺酸（L-theanine），是一種有助於抑制焦慮、提高認知功能的胺基酸。

- **香料**。在烹飪中使用的香料，那些討人喜歡的味道與氣味，是由非常複雜的植物營養素混合而成。舉肉桂為例，我們用來做蘋果派的簡單小香料，實際上含有11種抗氧化作用的植物營養素。薑黃是另一種強大的抗氧化香料，已被證明能積極改變微生物群，提供更大的細菌多樣性，減少菌叢失調。[16]香料的種類愈多，你能得到的抗氧化劑就愈多。所以，你更有理由在烹飪中大量使用香料，並多嘗試來自世界各地的新香料。[17]

- **紅酒**。發酵食品對你有好處，對吧？紅酒是由發酵的葡萄製成，所以適量、每天不超過1杯對你的腸道有好處。其實發酵過程中的酒精對身體沒有什麼用處（不好意思喔，其他酒類沒有紅酒這個好處），而是紅酒裡的特殊**多酚**（Polyphenols）可以改善體內微生物群中的細菌多樣性。適量的紅酒對你的心臟也有好處，可以降低膽固醇，並幫助維持標準體重。2週1杯就足以提高細菌的多樣性，而每天超過1杯也不會使細菌多樣性變得更好。[18]

- **冰箱**。腸道健康的其中一項關鍵在於，增加蔬菜水果的攝取量，每天至少5個半杯（最好更多）。也許這麼做你的消費成本會翻倍，我也知道薯片比普通馬鈴薯便宜這個可悲的現實。所以為了降低成本、身邊總有充足的蔬菜水果，你可以購買冷凍蔬菜水果。從營養的角度來看，冷凍蔬菜水果其實和新鮮食品的價值一樣，因為它們都是在最成熟的時候被採摘和冷凍，事實上，冷凍羽衣甘藍比新鮮羽衣甘藍含有更多的抗氧化劑，冷凍桃子比新鮮

桃子含有更多的維他命C。自家花園的作物、當地農產市場的季節性豐富資源也可以善用冷凍方式保存，讓你全年都有各式各樣的蔬菜水果可供選擇。冷凍缺點是，新鮮蔬菜水果的口感會因冷凍而改變。不過，你可以輕易解決這個問題，在湯、燉菜、砂鍋菜、冰沙和其他不太注重口感的料理中，使用冷凍食品即可。

不要吃加工肉類

另外，有一種食物我會要求所有患者不要吃：加工肉類。我知道要戒掉培根、火腿、熟食肉、熱狗、牛肉乾和香腸（別再吃義大利辣香腸披薩了！）很困難，但這些肉真的很不健康。加工肉類充滿了鹽、有害脂肪和化學添加劑。為保存加工肉類而添加的硝酸鹽和亞硝酸鹽，都是已知的致癌物質，會增加癌症的風險，尤其是結腸癌。世界衛生組織將加工肉類全部歸為已知致癌物，完全不去各別區分食品成分。偶爾吃上一份加工肉類不會要了你的命，就像每年7月4日美國國慶日我都會吃熱狗，但相信我，最好把加工肉類控制在最低限度。

有益脂肪換有益細菌

肥胖有害，對嗎？不完全是。壞脂肪對你有害，但好脂肪對健康至關重要。區別在於脂肪分子的結構，其分解方式如下：

- **飽和脂肪是室溫下呈現固態的脂肪，例如：奶油。**大多數飽和脂肪來自動物（椰子油是罕見的例外）。一般來說，飽和脂肪對你有害，因為它們會提高膽固醇，增加心臟病和中風的風險。飽和脂肪含量高的食物會使腸道疾病患者的結腸收縮。它們還會增加引起發炎的細菌數量和類型，進而影響腸道微生物群。

- **單元不飽和脂肪主要是植物油，例如：橄欖油和花生油。**單元不飽和脂肪經過冷壓和最低限度的加工後，對你身體有好處。酪梨是優質的單一脂肪來源，半個酪梨有高達12克的脂肪。單元不飽和脂肪有助於降低膽固醇，對腸道細菌有益。

- **多元不飽和脂肪也包括一些植物油，例如：葵花籽油和魚油（也被稱為omega-3脂肪酸）。**魚油是一種很好的油脂，可以提供身體必要的脂肪，讓身體建立細胞膜，製造神經傳導物質、荷爾蒙、酶和其他需要的化學物質，讓一切保持運轉。

- **反式脂肪是不飽和植物油，經過大量加工（氫化），使其在室溫下變得柔軟，例如：人造奶油。**反式脂肪廣泛使用於加工和人造食品中，對你的動脈百害無益，以至於美國食品藥物管理局要求食品製造商，如果每份食物的使用含量超過半克，就必須在標籤上標示出來。

簡而言之，單元脂肪和多元脂肪是好脂肪，有益腸道細菌。飽和脂肪是壞脂肪，會促進腸道細菌的生長，進而引起發炎。反式脂肪則是很糟糕的脂肪，會將腸道細菌轉變成與肥胖有關的細菌。

蛋白質的力量

我向患者推薦植物性飲食時，他們通常會擔心無法獲得足夠的蛋白質。我了解。畢竟，人體需要胺基酸（蛋白質的組成部分）才能正常生長和修復，並製造所有的酶、荷爾蒙、化學使者、抗氧化劑和其他基於蛋白質的化學物質，所以，你必須確保自己攝取足夠的胺基酸。相信我，在腸道修復飲食法中，你會獲得足夠蛋白質。許多人認為蛋白質只能來自肉類、魚類、牛奶和雞蛋等動物性食物，但事實上，植物性食物也是蛋白質的重要來源。不吃動物性食物也能輕鬆滿足每天的蛋白質需求，而且你的蛋白質需求並沒有你想像中的那麼多，甚至比大多數人每天攝取的量還要少得多。

目前建議的每日蛋白質攝取量，每2,000卡路里攝取50克。讓我們換個角度來看，動物性食物：一顆雞蛋大約含有6克蛋白質；一片乳酪大約含有7克；1/4磅漢堡大約含有14克；烤雞腿大約含有30克。在植物性食物方面：一杯煮熟的豆類，平均含有約15克蛋白質；一杯煮熟的藜麥大約含有8克；一盎司（約28克）杏仁大約有6克。甚至綠色蔬菜也含有蛋白質：一杯煮熟的羽衣甘藍大約含有3克蛋白質。所以，如果你按照我的飲食計畫，不吃紅肉，減少其他動物性食物，仍然可以輕鬆滿足每天的蛋白質需求，同時增加飲食的多樣性。而且，你會促進消化系統的健康，因為腸道更喜歡植物蛋白和瘦肉蛋白，例如：魚和家禽，而不是牛肉中的飽和脂肪。低脂蛋白質更容易消化，對腸道細菌也更好。

超級蘑菇

我是蘑菇的超級粉絲。在你太興奮之前，我說的是一般蘑菇，不是迷幻蘑菇。蘑菇能以豐盛而美味的方式，滿足你的飢餓感，同時有著難以置信的好處。蘑菇含有豐富的維他命和礦物質，以及大量的多酚，使其具有強大的抗氧化活性。這也難怪，一些研究證明了蘑菇具有抗癌、抗高血壓、抗糖尿病、抗過敏和抗膽固醇的活性。最近的研究更明顯說明，腸胃中許多影響可能是來自蘑菇的益生元調節腸道微生物群所致。[19] 所以，請盡量把對腸道有益的真菌納入你的飲食中。儘管一般蘑菇可能不像迷幻蘑菇那樣帶給你狂野的視覺，但功效仍然很神奇。

糖——用其他食物替換甜蜜的誘惑

為了修復腸道，你的飲食應該戒掉糖。高糖飲食會導致體重增加、心臟病、第二型糖尿病、癌症、脂肪肝、認知能力下降、甚至增加憂鬱症的風險。所有這些壞結果，都是因為高糖、低纖維的飲食破壞了腸道細菌，導致腸道慢性發炎。

這是否表示你不能放縱自己？不。像蛋糕、餅乾、布朗尼、丹麥餅乾和甜甜圈這類甜食，在特殊場合當然可以享用，這也是為何英文稱甜點為款待（sweet treat），但你不應該將其視為日常飲食中的一部分。另一個危險因子是加工食品，這些食品裡通常都添加了糖，而且以高果糖

玉米糖漿（High-Fructose Corn Syrup）的形式出現。大多數果汁、飲料和蘇打水不過是混合了高果糖玉米糖漿、水和化學調味料，即使是盒裝的湯和沙拉醬，也可能加入大量的添加糖。遠離這些食物和飲料就能自動減少糖的攝取量。

好，現在你可能想用人工甜味劑來減少糖的攝取，例如：把含糖蘇打換成了零卡路里的版本。這樣就沒事了嗎？不完全是。你可能少攝取了一些卡路里，但還是犧牲了你的腸道細菌。一些研究顯示，阿斯巴甜和糖精之類的甜味劑，會改變微生物群的平衡，減少有益細菌的數量。[20]

我承認自己愛吃甜食，老實說，是很多甜食。現在我用新鮮水果或果乾（不含糖）來滿足我對甜食的渴望。水果中的天然糖，也稱為果糖，還更健康。你當然可以過量攝取水果糖，不過有點困難就是了。想像一下，一連吃下6塊巧克力餅乾，太容易了，吃完還想再多吃幾塊，對吧？現在，想像一下連續吃6顆柳丁。即使你真有辦法吃下6顆柳丁，總熱量也低得多，而且你還能得到纖維、維他命C和鉀這類的好東西，而不是白果糖、高果糖玉米糖漿和壞脂肪。我會在第十一章提供更多腸道修復的甜食建議，末章還有食譜，值得期待！

把新飲食法帶進廚房

在你拆除廚房舊櫥櫃時，也要把櫥櫃裡的食物丟掉。扔掉含糖的早餐麥片、餅乾、薯條，以及其他垃圾零食和低營養加工食品。在你光滑的新櫥櫃裡裝滿天然食品，符合腸道修復飲食方式。用燕麥片代替喜瑞

爾牌麥片，用乾果和堅果取代餅乾，皮塔餅取代馬鈴薯片。我知道這些變化需要時間來適應，你也會聽到家人抱怨，他們想吃最喜歡的垃圾食品，但是，這是你的房子，你的裝修，對吧？

腸道修復飲食計畫可以減重嗎？

對我來說，身體健康和最佳的老化狀態，比體重機上的數字重要得多。儘管如此，我們不能忽視超重或肥胖對腸道造成負面影響的事實。事實上，過多的腹部脂肪——另一種「腸道」——對腸道健康尤其不利。反之亦然，菌叢失調會導致體重增加、不良的飲食習慣和肥胖。特別是在新型冠狀病毒大流行期間，人們盲目地大吃零食，運動卻比以往減少了，體重顯著增加是結果之一，所以減肥成為目前許多人的首要任務有其道理。好消息是，遵循第十一章的腸道修復飲食計畫，想減肥的人有可能瘦下來，因為你的整體飲食更健康了。

我認為了解體重如何影響你的微生物群很重要。許多超重的人，腸道中兩個主要的細菌家族：擬桿菌門和厚壁菌門，二者之間的數量失衡了，擬桿菌門會減少。這會引發一系列代謝變化，導致肥胖。不過，有沒有可能是其他導致肥胖的因素造成腸道細菌失衡？改變腸道細菌家族真的會改變體重嗎？[21] 這是個好問題，因為動物研究顯示，確實有可能。[22] 有趣的是，好的飲食對健康有益，不管能否減重。當超重的人改吃地中海飲食時，就算體重沒有減輕，膽固醇水準和腸道微生物群也會有所改善。[23]

每當想到腸道微生物群影響人體的方式時，我常會想，到底誰該負責：人類還是腸道微生物群？每當談到對食物的渴望，甚至是上癮時，可能是微生物群祕密地操縱著這場表演。有一些腸道細菌對自己喜歡吃的東西有著非常明顯的偏好。例如：有益的擬桿菌門細菌喜歡吃脂肪，如果吃得夠多，就會茁壯成長，數量愈來愈多。那如果情況相反，擬桿菌門細菌沒有從飲食中獲得足夠脂肪來成長呢？或者擬桿菌門細菌數量太多，因而需要比以前更多的脂肪，你是否得吃更多脂肪來滿足它們？沒錯，這些暴徒可能會產生代謝產物來影響大腦，讓你渴望高脂肪食物。（請回到第二章了解大腦和腸道的相互作用。）大量的動物證據顯示，腸道細菌會影響行為，所以對食物的渴望和上癮，很可能是你腸胃中的細菌所引起的。[24]

常見腸道疾病的特殊飲食法

到目前為止，我們已經討論過健康飲食的一般飲食原則，但這些原則不一定適用於所有人。針對一些有消化問題的患者，我經常需要修改基本的飲食原則，幫助他們處理特定的腸道狀況。例如：有乳糜瀉（麩質不耐症）的患者，不能吃含有麩質的食物。麩質是一種在小麥、大麥和黑麥中發現的蛋白質。對於乳糜瀉患者來說，麩質會引發免疫反應，導致小腸發炎和損傷。目前唯一的治療方法是嚴格排除麩質。幸好，將飲食原則修改成無麩質版本後，仍然可以輕鬆地採行腸道修復飲食法。

乳糖不耐症是另一個很容易透過改變飲食來解決的腸道問題。有乳

糖不耐症的人不再產生乳糖酶（Enzyme Lactase），你需要酶來消化牛奶和冰淇淋等乳製品中很常見的乳糖。嬰兒會產生乳糖酶來消化牛奶，但世界上的大多數人，童年之後就不再產生大量的乳糖酶了。西歐或北歐血統的人，成年後可能繼續生產乳糖酶，但大約有3,000萬美國人在20歲時，有不同程度的乳糖不耐症。他們喝牛奶或吃乳製品時會腹脹、放屁，有時還會腹瀉。如果你有乳糖不耐症，你可以不吃乳製品，但誰又願意人生中不能偶爾來支冰淇淋呢？當你想吃乳製品時，可以服用非處方乳糖酶補充品來暫時補充缺失的酶。輕度乳糖不耐症的人，可以在一餐中吃少量的奶類食物。但如果你是重度乳糖不耐症患者，不要吃奶類食物是唯一的解決辦法。乳糖也經常被拿來做為加工食品中的填充物，所以仔細閱讀產品的成分表，或最好不要吃加工食品。

書中的腸道修復飲食法沒有使用太多乳製品，就算你有乳糖不耐症，也相對容易執行。在腸道修復計畫中，經常使用一種被誤認為是乳製品的食物：優酪乳。事實上，許多乳糖不耐症的人可以吃優酪乳，這部分要歸功於優酪乳中的細菌消化了乳糖，所以當你吃優酪乳的時候，已經沒有足夠多的乳糖可以引起消化問題。細菌又一次拯救了我們。

細菌甚至可以解決你的乳糖不耐症。有些無法產生乳糖酶的人，仍然可以喝牛奶，因為他們的結腸中有很多愛乳糖的細菌。這種細菌替缺少的酶工作，消化乳糖並釋放乳酸（而不是氫氣）副產品，所以你不會脹氣。服用含有類似乳糖的不可消化、複雜糖的益生元，可以餵養結腸中的乳酸菌，並足以改變腸道微生物群，提高乳糖耐受性。實驗證明，這至少在某些時候有效，並有助於減輕因食用乳糖而引起的腹痛。臨床試驗還在進行，未來幾年會告訴我們更多資訊。[25]在腸道中產生乳糖酶

的基因工程益生菌是另一種有前景的方法，可能很快就會投入使用！[26]

　　我在診療室經常看到的另一種情況是胃灼熱，或更嚴重的**胃食道逆流疾病**（Gastroesophageal Reflux Disease）。這是人們來看胃腸科醫師最常見的原因之一，據估計，20％的美國成年人患有這種疾病。胃酸逆流到底是怎麼產生的？我們的胃裡通常有鹽酸，用來啟動消化過程。當胃酸過多時，酸液會上升到食道（連接喉嚨和胃的管道），引起胃灼熱和發炎。下食道括約肌是食道和胃之間的一個圓形肌肉閥門，打開時可以讓食物進入胃，關閉時則會讓胃酸遠離食道。胃酸逆流發生在下食道括約肌鬆弛或放鬆時，胃酸向上進入食道。幾乎每個人偶爾都會感到胃灼熱，尤其是吃完大餐後立刻躺下時。但如果這種情況經常發生在你身上，你可能有胃食道逆流，這病症不但疼痛，而且會嚴重刺激食道，導致食道發炎、腫脹甚至潰瘍。未經治療的胃食道逆流會導致食道狹窄、吞咽困難，甚至可能導致癌症。

　　一些小小的調整，對胃灼熱和胃食道逆流有很大幫助。吃完晚餐至少2小時之後再去睡覺，保持身體垂直（坐直或站著）。當你身體直立時，重力有助於保持胃酸待在胃裡。吃飽立刻躺下，下食道括約肌很容易打開，讓胃酸跑出來。透過等待，你給了胃排空食物的時間，等到你躺下時，下食道括約肌壓力就會變小。少量多餐，而不是一日三餐，也有幫助。

　　控制胃酸逆流的關鍵之一是低酸飲食。這種飲食所吃的食物可以把胃酸降到最低，如此一來，就能防止胃灼熱或逆流。你還要避免吃到降低下食道括約肌壓力的食物。引發逆流的通常是高脂肪食物，例如：炸薯條和培根，以及高酸食物，例如：番茄和柑橘類水果、咖啡因、巧克

力、薄荷和辛辣食物。低酸或鹼性食物，包括：蔬菜、非柑橘類水果、瘦肉和海鮮、燕麥片和米等穀物，以及好的脂肪。腸道修復計畫中有很多這類的食材可供你選擇。

當你改變飲食和生活方式也無法控制胃食道逆流時，下一步通常是服用非處方和處方抗酸藥物。一些早期研究顯示，益生菌補充品可能也有幫助，而且是比抗酸劑更安全的下一步治療方法。[27]

我經常推薦**低腹敏飲食**（Low FODMAPs）給我的腸躁症患者使用，因為這種飲食可以顯著改善相關的症狀。低腹敏飲食的意思是：**可發酵寡醣**（fermentableoligosaccharides）、**雙醣**（disaccharides）、**單醣**（monosaccharides）和**多元醇**（polyols）。這些複合糖存在於牛奶、優酪乳和冰淇淋中；小麥類食物，例如：麵包和早餐麥片；豆類和一些蔬菜，例如：洋蔥、大蒜和蘆筍；還有一些水果，尤其是蘋果、桃子、櫻桃和梨。

低腹敏飲食也要避免食用高果糖玉米糖漿和人工甜味劑。這些食物聽起來熟悉嗎？我已經在前面提到過麩質、乳糖和纖維。有腸躁症的人更難消化這些食物，因為他們的小腸不能好好地分解它們。當食物到達結腸時，不但會吸收大量的水，還為你的細菌提供了一場消化不完全的食物盛宴，結果就是腹脹、抽筋、脹氣、腹瀉、便秘，可能還會出現菌叢失調。為了長時間緩解症狀，改善腸道刺激，我的患者會遵循低腹敏飲食，而且營養絕對豐富足夠。

學會如何吃飯──正念飲食

　　廚房改造的最後一個重要部分是學會如何吃飯。來去匆匆的現代社會，花時間欣賞食物難上加難，卻比以往任何時候更加重要。如果你跟我一樣住在大城市（向紐約打聲招呼），家裡可能沒有正式的餐廳，你仍然可以把用餐區變成一個能享用餐點、練習正念飲食的空間。

　　我在佛教家庭長大，從小接觸正念的概念，但直到成年，我才知道正念對身心健康的影響有多大。我真心相信正念是健康生活的關鍵之一。（你將在第七章「禪宗角落」讀到更多相關內容。）

　　正念飲食是指，有意識地決定怎麼吃、什麼時候吃、吃什麼，最終養成更健康的飲食習慣。這表示，坐下來慢慢吃飯，在一個放鬆、可以專注於食物的環境。所以，沒有辦公桌午餐，沒有一心多用（我是一心多用的女王，所以很清楚我要犧牲什麼）。戒掉站著吃東西、看電視吃東西的習慣，或者總想盡快吃完食物，好讓你可以去忙其他的事情。這些糟糕的飲食方式我都做過嗎？當然。尤其是，曾為忙得不可開交的住院醫師，我盡可能吃快一點，盡可能不正念。但現在我上了年紀，也更有智慧了，我意識到身體需要一種全然不同的飲食方式。

　　正念飲食的另一個重要意義，在於傾聽身體對飢餓和飽腹的暗示。在你開始吃東西之前，問問自己：我真的餓嗎？還是我只是無聊、焦慮、悲傷？有時我們甚至會把口渴和飢餓混淆。你還必須考慮，即將吃下肚的食物，如何為你的身體服務。這一餐的營養價值能提供你力氣和能量嗎？或吃完之後，你會感到不舒服、太飽嗎？在你大口吃東西之前，花點時間反思一下，問問自己上述這些問題，讓你做出更好的飲食選擇。

當你開始吃東西時，慢慢咀嚼，品嘗食物的味道和口感，有助於控制食量和食欲。在用餐期間，每隔一段時間就檢查一下自己。我吃飽了嗎？為什麼我還在吃東西？「因為山（食物）就在那裡」對第一位攀登聖母峰的人來說，這可能是一個很好的理由，但如果你吃到一半就飽了，這可不是把盤子清空的好理由。

正念飲食的原則也適用於採買食物。在採買食物之前，考慮一下你的情緒，以及情緒對你產生什麼影響。問問自己，我買這些零食是因為它們健康又有飽腹感，還是我買奇多（Cheetos）是因為我很沮喪？採買時，你也應該關注特別需要買的食物。這表示你不能漫無目的地在商場走道裡亂逛，看看什麼東西能吸引你的注意。當然，永遠不要餓著肚子去採買食物。

最後，還有一個我很喜歡的日本習俗與感恩非常相似：在開始用餐前，對你的餐點表示尊重和感激。利用這段時間反思一下，你的食物來自哪裡，生產食物的人和環境，以及與你分享食物的人，這會幫助你更清楚地看到食物如何影響你的環境——**你的身體**。

現在你已經重新裝修了廚房，是時候把注意力轉移到一個小很多、但同樣重要的空間：浴室。

➕ 家庭的腸道保健醫藥箱

- **注意烹飪小細節。**富含天然益生菌和益生元食物的飲食，會對微生物群產生積極影響。在選擇益生菌食物時，確保食材不要煮過頭了，否則會殺死有益細菌。最好生吃，或者在烹飪快結

束時再加入食材。

- **多吃纖維**。膳食纖維每天至少攝取25克，這是改善腸道健康的關鍵。在早上的優酪乳或果汁中加入2大匙奇亞籽，就能輕鬆增加11克纖維。在包包裡放1份水果、一些紅蘿蔔條或高纖維零食，在外面吃飯的時候必點1份沙拉，看電視的時候大嚼爆米花或高纖維蔬菜片。

- **跟著彩虹走**。這些富含纖維的蔬菜水果，是植物營養素的重要來源，有益身體健康。每天至少吃1種顏色鮮豔的水果（蘋果、李子、柳丁、奇異果、漿果）和2種顏色鮮豔的蔬菜（番茄、紅蘿蔔、羽衣甘藍），這也是你「一天5蔬果」目標的一部分。

- **刷牙節食**。當有壓力的時候，我發現自己會想無止盡地吃零食，在櫥櫃裡找一些脆的或甜的東西。我阻止自己的小竅門，是吃完飯後立即刷牙。一旦刷完牙，我就不想再吃東西了（因為我的牙齒太乾淨了），而且我也知道，當任何東西和殘留的牙膏混合在一起時，味道都不好。

- **解決壓力暴食**。工作壓力或無聊會導致你在辦公桌前大吃特吃。在辦公室準備一些健康的零食，這樣你就不會被休息室的甜甜圈誘惑了。一罐堅果很方便，乾果、優酪乳、健康小零食、全麥椒鹽捲餅和低脂乳酪都是你的好選擇。

- **精神勝於物質**。雖然我們的目標是正念用餐，但也很難餐餐順利。不過，如果你有一個乾淨的廚房（沒有垃圾食品），你就不太可能無意識地吃下不健康的零食。所以，每2週清理食品儲藏室，確保你（在虛弱的時候）或你的孩子沒有偷偷吃進任何高度加工的食品。

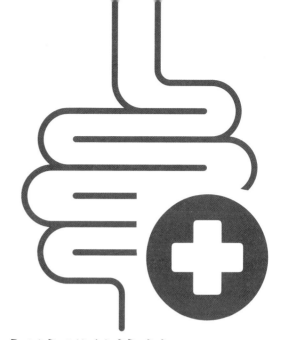

第四章
浴室——消除腸道的
管道問題

如果你認同消化道是由一系列的長管道組成，那麼你可以想像，當管道出了狀況：堵塞、洩漏、破裂，會帶來相當不適的後果。這就是為什麼浴室這個空間是腸道修復的關鍵。對於身體來說，管道堵塞會導致便秘，而管道漏水會導致腹瀉。與患者打交道的多年經驗告訴我，討論這種隱私問題的唯一方法，就是盡可能坦率和不尷尬。所以，抓緊你的內褲，讓我們開始吧。

這一切都始於，或者說結束於，你的排便情況。

關於排便，我們有很多禮貌和不那麼禮貌的委婉說法。家裡有兩個小男孩，什麼說法我都聽過。但從醫學上講，做為消化系統的正常機能，我們都會拉屎、排便。我認為你可以接受這些科學準確的名稱，所以猜猜怎麼樣？恭喜！你現在的說法正式從拉屎過渡到排便了。

大便是消化旅程的最後一站，主要由食物的固體或半固體殘留物組成，這些食物沒有在小腸中分解和消化，也沒有被結腸中的細菌進一步分解，食物垃圾占糞便的15％。大便還含有來自腸道粘膜的死細胞、死細菌、一些活細菌（它們就是大便味道的來源），和其他一些代謝廢物。然而，大便中最多的成分是水。即使食物和飲料中的液體已經被消化道吸收，每次排便時仍有75％是水。總體來說，你每年排便的重量加起來至少有400磅（約181公斤），而我們即將討論這一大堆垃圾。

在大便到達直腸之前，這個過程是全自動的，意思是，你不會意識到它。但是當足夠多的大便到達直腸時，牽引感受器就會發送資訊給你，告訴你該去廁所了。排便過程順利與否，取決於在飲食中是否獲得足夠的纖維，讓大便有體積和形狀，以及在飲食中是否有足夠的液體，保持大便柔軟易於通行。

　　為什麼我要告訴你這些大便的資訊？為了讓你對自己的大便有印象，你必須觀察自己的大便，各位。大便裡面有豐富的資訊，但如果你瞧都不瞧一眼，就把大便沖進馬桶裡，那你就錯過一些重要訊息了。也許，對有些讀者來說，這不是新知，你已經認真檢查大便了。每當我請患者描述他們排便的情況時，有些人會自豪地拿出照片。多虧智慧手機，連業餘者都變成了專業水準的大便攝影師。

　　但還是有人會迴避這個話題，本書提供一點線索來鼓勵你，請注意大便的顏色和紋理。你的大便通常呈現棕色，那是膽紅素中舊紅血球分解的產物。大便的顏色也會根據你吃了什麼而改變。例如：甜菜和蔓越莓會讓大便暫時變紅；菠菜會讓大便幾乎呈現是黑色；鐵的補充品和次水楊酸鉍也會變黑。至於綠色大便可能來自於膽色素，當你腹瀉時，食物在消化道中快速移動，腸道細菌無法將其分解成正常的棕色。當然也可能是因為慶祝聖派翠克節時太過熱情，攝取了大量綠色食用色素。

　　這些顏色的變化大多屬於正常範圍，但讓我擔心的，是那些可能代表內出血的栗色大便，這可能表示小腸後半部或結腸出血。至於黑色又臭如同柏油狀的大便，可能表示胃或小腸上部出血。大便表面的鮮紅色條紋，通常表示結腸下部出血。這可能是惱人的痔瘡，通常不需要過度擔憂。不過，任何形式的大便出血情況都應該由醫師評估，因為這也可能預示著癌症。

　　如果你的大便呈現黃色，很臭、有氣泡或泡沫，或者很黏難以沖掉，你也要去看醫生，因為這可能代表乳糜瀉，或嚴重的肝臟或胰腺疾病。另一種要注意的顏色，則是蒼白的粘土色，這可能表示有膽囊疾病。

管道最常見的堵塞問題──便秘

　　浴室裡最常見的問題，是可怕的管道堵塞，也就是便秘。這是最常見的胃腸疾病之一，每年約有250萬美國人因此去看醫生，而這還不包括自己治癒的人。大約16％的成年人有頻繁便秘的症狀。隨著年齡增長，這種情況會愈來愈普遍，60歲以後發病率會翻倍。[1]便秘的定義為：

* 每週排便次數少於3次；
* 大便堅硬、乾燥或呈塊狀；
* 排便困難或疼痛；
* 感覺大便還沒排完。

　　但正如我告訴患者的，只有當你覺得自己便秘時，你才是便秘患者。每個人的情況都不相同，如果你正常的排便模式沒有引起任何疼痛或不適，那麼你很可能沒事，即使嚴格來說你是便秘患者了。更值得關注的是大便形態的變化，或者排便模式是否導致疼痛，這是我們必須展開調查的時候。

　　便秘最常見的原因是飲食中纖維的含量過低。你需要纖維來留住水分，讓大便變大，這樣才容易將大便排出體外。如果你開始遵循我的腸道修復飲食計畫（見第十一章），你將從飲食中攝取大量的纖維。隨著大便黏稠度、形狀和頻率的改善，你會注意到差異。脫水也會導致便秘，這就是為什麼水對腸道健康如此重要的原因之一。

　　導致便秘的原因很多，其中包括許多醫療與特定情況。孕婦經常便

秘；一些藥物，例如：鴉片類止痛藥和抗組織胺，或鐵和鈣等補充品，也會導致便秘。一些腸道問題也會（我將在本章後面討論）。壓力、久坐不動、到另一個時區旅行、運動不足等都會造成便秘。忽視排便的衝動也會導致便秘。還有一個（尤其是女性）有時會被忽略的原因，甲狀腺活動不足。有時你出於某些未知原因而經常便秘，一般稱為功能性或慢性特發性便秘（Chronic Idiopathic Constipation）。

✚ 疏通管道──治療便秘

很多時候，一些簡單的飲食和改變生活方式可以解決便秘。遠離會減緩消化速度的垃圾食物。多吃蔬菜水果來增加纖維的攝取量。記住，要逐漸增加纖維，突然在飲食中添加大量纖維會導致抽筋、腹脹和放屁。

另外，一定要喝大量的白開水。至少每天喝一公升來避免脫水，並防止結腸吸收過多的水進而導致大便乾硬。你也應該多運動來保持結腸肌肉的健康，並改善排便所需的骨盆肌肉張力。因為菌叢失調與便秘有關，所以服用益生元和益生菌補充品也有幫助。[2]

當增加膳食纖維攝取量還不夠時，可能是時候嘗試纖維補充品，例如：洋車前子、甲基纖維素和聚卡酚鈣（軟便劑）。把粉末倒入一杯水中，攪拌溶解後飲用。當纖維補充品到達結腸時，粉末會形成一種柔軟的膠狀物，幫助大便保持更多的水分、變大，更容易排出體外。我們知道纖維對腸道健康有好處，所以如果需要，這些補充品通常很安全，可以長期使用。

上面這些方法通常很管用，但對於慢性便秘的患者，有時必須採取

更有力的措施：緩瀉劑（Laxatives）。我們通常從非處方滲透性緩瀉劑開始嘗試，其原理是將水引入結腸來刺激排便。非處方刺激性緩瀉劑是治療便秘的第二選擇。為了幫助排便困難的患者，我有時會推薦一種含有通利妥（Docusate）的大便軟化劑。這些產品對手術後恢復期和需要服用鴉片類止痛藥的病人很管用，因為鴉片類止痛藥也會導致便秘。最後，就是採用治療便秘的處方藥，不過大多只給嚴重的患者使用。

結腸清潔和結腸灌洗

結腸清潔和結腸灌洗因為有了名人的加持而蔚為潮流，但這種方法其實沒有帶來任何實質的好處。你的結腸不需要清洗，因為每次排便時，它就等於清洗了自己。當你吃了含有神奇成分的限制性飲食來進行結腸清潔時，基本上只是多了額外的腸道運動而已。把一根管子插入你的直腸，然後用幾加侖的水沖洗結腸，你就像製造了一次大型排便運動，徹底把結腸排空。等到下次進食，你的消化系統又開始形成大便，到頭來什麼都沒有改變。清洗結腸不僅不舒服、價格昂貴，還可能因設備消毒不當而感染，或損傷結腸黏膜。最糟糕的是，這些操作會一次性從你的結腸中清除大量的有益細菌。

管道常見的漏水問題——腹瀉

　　另一方面，我們的水管也有漏水問題：腹瀉。幸好，大多數急性腹瀉只會不舒服1到2天，你很快就會恢復正常的排便規律。

　　急性腹瀉的原因很多，但最常見的是病毒感染和食物中毒。病毒感染，例如：流感、諾羅病毒和輪狀病毒（在兒童中臭名昭著），我們常模糊地稱為胃病或胃流感。這些病毒的傳染性很強，而且幾乎不可避免，你可能每隔幾年就會感染一次。食物中毒則有些微不同，發病原因通常由食用或飲用常見、可疑的細菌污染所引起，例如：沙門氏菌、結腸桿菌或其毒素。面對這類事件，康復通常需要一些時間，我稍後會提供一些DIY治療措施。還有，先不要急著用抗生素，這些藥物可能不會縮短症狀的持續時間，還可能擾亂體內微生物群的平衡。

　　腹瀉的另一個常見原因是食物不耐和敏感。你吃下了與你意見不和、甚至引發激烈抗爭的食物，而且你的消化系統還試圖消化它。常見的原因包括：吃了非常辣的食物、牛奶和乳製品中的乳糖或麩質。有些人消化糖醇（Sugar alcohol）也有困難，例如：山梨醇，在蘋果汁、許多減肥糖果和口香糖中都有。

　　為了弄清楚是什麼讓你的胃不舒服，我建議寫食物日記。寫下你每天吃了什麼，以及發生的任何症狀，例如：疼痛、腹脹或腹瀉。如果你堅持寫1到2週，收集到的資訊可以幫助你和醫師得出一些相關性，並確定觸發的食物種類。關於麩質有一個特別注意事項：如果你懷疑自己可能有乳糜瀉，在檢查之前不要戒掉麩質。如果你啟動了無麩質飲食，乳糜瀉的檢測就不準了。

有時腹瀉是由寄生蟲所引起，例如：梨形鞭毛蟲，經由受感染動物的糞便傳播（有時也稱梨形鞭毛蟲病）。當人們吞下污染的飲用水，或飲用湖泊、小溪的水，就會傳染給人們。另一個納入考慮的是成因，是服用抗生素或抗酸劑等含有鎂的藥物所導致的。別忘了，壓力也是一個常見原因。

管道修復DIY——腹瀉自救法

急性腹瀉發作時會迅速失去大量液體。如果你失去的液體比喝下的多，就會導致脫水。所以，你必須盡快補充流失的液體和電解質（鈉、鉀、鎂、氯化物）。

如果你還能少量進食，補水的方式就是簡單地喝大量白開水。如果你不能進食，或你想確保你在補充液體的同時補了電解質，可以嘗試稀釋不加糖的果汁、運動飲料、肉湯或混合了口服補液鹽的水（這些藥局都有賣）。

一旦你覺得可以進食了，我建議吃清淡點，採用改良版的BRAT飲食。BRAT飲食法最初是兒童飲食法（不是專給被寵壞的孩子），但許多成年人也在使用。BRAT代表香蕉（banana）、米（rice）、蘋果（apple，蘋果醬也行）和吐司（toast），香蕉和蘋果富含電解質，加上所有食物都很容易消化。因為BRAT飲食中營養較少，我建議加入清湯、鹹椒鹽脆餅、鹹餅乾，還有不加奶油調味的馬鈴薯。每隔幾個小時吃1小份，並堅持喝水。急性腹瀉時要避免吃生菜來讓腸道休息，還要

通往廁所的護照

我確實有旅行癖，屬於生理類型的旅行癖，而我不惜一切代價來避免！旅行者腹瀉是最常見的旅行相關疾病，這是一個你寧願不要帶回家的紀念品。在發展中國家旅行的風險最高，不過當你將消化系統暴露在不熟悉的細菌和寄生蟲面前，這種情況可能發生在任何地方。儘管這肯定會破壞你的旅行興致，但還好旅行者的腹瀉很少危及生命。為了降低風險，可以採取一些預防措施：

理想情況下，只吃煮熟的熱食。生吃的水果和蔬菜，必須先用清水洗過或去皮。只喝工廠密封容器生產的水和飲料。小心冰品，它們可能由被污染的水所製成。可以的話，經常用肥皂洗手，如果你沒辦法洗手，可以使用含酒精的洗手液。

你仍然可以當個愛冒險的食客，在旅途中享受街頭小吃。在你面前烹煮好、可以即食的熱食和飲料通常沒問題。其他的食物就得運用你的常識。

在旅行中，你很有可能遇到搭便車的腸道寄生蟲，例如：阿米巴原蟲，它會引發阿米巴痢疾（這可不是鬧著玩的）。如果旅途中腹瀉持續沒有消失，或如果你旅行回家後開始腹瀉，記得看醫生，檢查你的糞便，務必提及你的旅遊史。

避免乳製品，因為你可能有暫時性的乳糖不耐症。同時停掉酒精、咖啡因、辛辣食物和甜食，直到你身體感覺好多了。

你可以用次水楊酸鉍（Pepto-Bismol）或非處方藥肚倍朗膠囊（Loperamide）來減緩腹瀉。然而，雖然這些藥物可以止瀉，但也會阻止你排出有害物質。如果你是食物中毒，腹瀉不是很頻繁或疼痛，最好讓受污染的食物迅速排出體外。

✛ 腹瀉和你的微生物群

由胃病或食物中毒引起的腹瀉，會導致腸道微生物群混亂，但通常很快就會恢復。為了盡快恢復腸道秩序，只要身體狀況允許，你可以連續幾週增加攝取富含益生元和益生菌的食物，或服用補充品。

如果你的腹瀉是由細菌或寄生蟲所引起，幾天之後症狀仍然存在，醫師可能會開抗生素給你。服用抗生素治療疾病或感染，會徹底打亂你的腸道微生物群。除了殺死有害細菌，抗生素還會殺死有益細菌，有時甚至會導致腹瀉，也就是你正試著治療的症狀。如果醫師開了抗生素，請不要亂停藥，你需要它們。相對地，遵循上面的自救法步驟來避免脫水，讓你身體感覺好一點。吃大量的益生元和益生菌食物，並在服用抗生素的同時服用補充品，把腹瀉控制在最低限度。在停止使用抗生素後，繼續攝取益生菌食物和補充品，至少維持1週。

打嗝、脹氣和放屁

如果你覺得談論大便很尷尬，那就談談放屁吧。不過，我先說明，放屁是完全正常的身體功能。一般人每天至少要從下面或上面排放10幾次氣體。

你可以把消化道想像成一個大氣球。當食物和氣體填滿氣球時，消化道會擴張，你會覺得肚子被填滿或膨脹，那種「褲子的釦子扣不上」的感覺。

打嗝通常是在正常進食過程中吞下空氣引起的。喝碳酸飲料、進食過快、使用吸管、含硬糖果或吃口香糖，都會讓你的胃裡有更多空氣。當你被胃裡塞住的空氣壓迫時，就會透過打嗝來釋放。

你吞下的一些空氣最終會進入小腸，接著進入結腸，然後放屁排出體外。體內的細菌發酵纖維和未消化的食物殘渣，也會在結腸中產生額外的氣體，這個過程會釋放出副產品：氫氣、二氧化碳和甲烷。令人驚訝的是，結腸中產生的大部分氣體，都由黏液層吸收回體內，接著進入血液裡，最後行呼吸作用時將其吐出來。只有大約20％的胃脹氣會排出體外。大多數時候，真正有氣味的氣體來自結腸細菌釋放的硫化物。

儘管排出多餘的氣體令人尷尬，但這可能是乳糖不耐症、果糖不耐症或麩質敏感的徵兆，也可能是腸躁症的常見症狀。

為了減少打嗝和放屁，可以盡量減少攝取碳酸飲料，例如：蘇打水和啤酒等。含糖醇的低糖糖果也會引起放屁。一些食物，例如：豆類，因細菌發酵產生腸道氣體而臭名昭著。十字花科蔬菜，例如：捲心菜、綠花椰菜和白花椰菜含有硫磺，也會產生難聞的氣體。雞蛋和肉也會產

生硫磺味。如果比起一般人，你平時體內有更多的氣體，可以試著減少攝取上面那些常見的罪魁禍首。

減少產生氣體或胃脹氣的非處方產品通常很有效。舒胃錠（Simethicone，以及Gas-X等其他產品）是一種消泡劑，其原理是讓消化道中的小氣泡結合在一起，形成較少但較大的氣泡，促進氣體順利排出體外。添加酶的膳食補充品，也可以在產生氣體的食物到達結腸之前，幫忙分解它們。乳糖酶補充品，例如：Lactaid保健錠，有助於治療乳糖不耐症。補充消化酶 α-半乳糖苷酶，例如：Beano保健錠，有助於分解豆類、蔬菜和穀物中難以消化的碳水化合物。在吃這些食物之前，可以服用這些補充品。

腸道細菌的代謝活動，負責你的大部分腸道氣體。有些人天生就有更多產生甲烷氣體的細菌，所以比一般人容易脹氣。益生元和益生菌是否能改變這種平衡，使這些細菌產生較少的氣體？很有可能。在一項研究中，益生元的作用與低腹敏飲食差不多。對於長期營養來說，服用益生元補充品當然比長期堅持低腹敏飲食更容易，效果也更好。[3]

在處理過量氣體方面，有一個完全不同的處理方法，就是在氣體排出來後立即處理。身為胃腸病學家，我收到各種千奇百怪的郵寄產品。我最近收到的產品是「一次性氣體中和器（disposable gas neutralizer）」，這是一塊放在內褲裡的墊子。是的，有些女人收到鮮花，而我是收到屁股墊。這塊墊子含有碳篩檢程式，用於吸收氣體，尤其是惡臭的那種，還有內含木炭成分的版本，功效雷同。雖然目前沒有這些商品的大量使用資料，但邏輯上來說，有其意義，如果你想阻止氣體外洩，值得一試。

結腸激躁症

好了，你剛剛讀完關於便秘、腹瀉、打嗝、放屁和腹脹的資訊。如果你患有一種疾病，讓你一次擁有上面所有症狀，再加上頻繁、無法預測的腹痛，那該怎麼辦？你應該跟大約12％的美國人一樣有腸躁症。

腸躁症是一系列症狀，包括腹痛和排便改變（便秘、腹瀉，或二者兼有）。有腸躁症的人經常感到腹脹，就像大便沒排乾淨一樣，也可能在排便時排出大量黏液。

對我的患者（和我）來說，腸躁症最令人沮喪的部分，是他們的結腸沒有任何明顯的問題。所有醫療檢查都顯示腸道很正常，這表示目前還不清楚究竟是什麼導致了腸躁症，也使得醫師診斷時必須排除所有可能導致該症狀的因素，才能診斷出腸躁症。許多專家認為，這是腸道與大腦的連結所引起的病症，代表你的大腦和腸道協調不好。腸躁症會讓你的腸道比平時更敏感，例如：腸道裡有等量的氣體時，你會比沒有腸躁症的人更有腹痛感。此外，當腸道和大腦不能好好協作時，腸道中的肌肉也不會按照應有的方式收縮，移動得太慢可能導致便秘，移動太快可能導致腹瀉，或在不同的時間裡同時產生這兩種情況。

腸躁症的另一種解釋，是結腸微生物群的變化。許多研究顯示，腸躁症患者的結腸中有著不同的主導細菌群，一般人則沒有。不過，目前還不清楚這些變化是導致腸躁症的原因，還是腸躁症導致的結果。此外，一些研究觀察了在嚴重胃腸道感染後產生腸躁症的人，及其微生物群發生的變化。[4]我在看診中經常看到感染後的腸躁症患者，有些是由腸道感染引發的。儘管感染消失了，但腸躁症的症狀可能持續數個月，甚至數年。

管理腸躁症

　　管理腸躁症，在某種程度上取決於你疾病的類型。例如：治療腸躁症便秘症狀的藥物，與治療腸躁症腹瀉症狀的藥物不同。

　　在飲食方面，我建議多吃纖維、避免麩質。許多患者在症狀突然發作時，也可以從低腹敏飲食中受益。（請回到第三章「廚房」，了解更多關於纖維、麩質和低腹敏飲食的資訊。）研究表明，比起非水溶性纖維，水溶性纖維對腸躁症症狀更有幫助。事實上，非水溶性纖維可能引發腸躁症的症狀。[5]多吃燕麥片和水果，比多吃蔬菜沙拉更有幫助，因為這些食物中的水溶性纖維能保持水分（對便秘和腹瀉有幫助），而且不會被腸道細菌發酵（對放屁、腹脹和腹痛有幫助）。逐漸添加纖維到飲食，每天只需多幾克即可。超過這個速度都可能引發腸躁症的症狀，你就會有大量的氣體和腹脹，可能還會便秘或腹瀉。

　　出於某種原因，腸躁症患者可能對含有小麥、大麥和黑麥食物中的麩質敏感，即使他們沒有乳糜瀉。請避免早餐麥片、麵包、義大利麵和加工食品。

　　改變生活方式也有幫助，也許是因為此舉也改善了大腦和腸道之間的交流。視你的生活作息，我建議盡量鍛鍊身體（見第六章的「家庭健身房」）、降低壓力值（我知道這很難，詳見第七章的「禪宗角落」），並取得足夠的睡眠（見第八章的「臥室」）。

　　在患者來找我看診之前，大部分人都嘗試過各種補充品和替代療法，例如：傳統中藥、針灸，甚至是反射療法。有一些證據顯示催眠療法和針灸有幫助，[6]瑜伽和正念訓練也很有用，誠摯推薦給患者。[7]在草

藥補充品領域，薄荷油膠囊似乎有幫助，尤其是對疼痛和腹脹。[8]

由於腸躁症和微生物群變化之間的關係，我對腸躁症採用的第一線治療方法之一，是試著重新平衡微生物群。益生菌和益生元已被證明有助於減輕腸躁症。儘管證據充足，但各項研究使用了多種不同的產品和細菌菌株，所以很難進行比較。我向腸躁症患者推薦這兩種補充品，以及富含益生菌的食物，是因為對大多數患者通常都有效。[9]

小腸菌叢過度增生

在某些情況下，導致腸躁症的原因是「**小腸菌叢過度增生**」（Small Intestinal Bacterial Overgrowth）。當大量細菌在小腸生長時，通常在連接小腸和結腸的迴盲瓣附近區域，就會發生小腸菌叢過度增生。通常情況下，與你結腸中茂密的細菌雨林相比，小腸裡的細菌相對較少，像是一片貧瘠的細菌沙漠。你不希望額外的細菌在小腸中生長，因為這樣會帶走本來應該流向身體其他部位的營養。當細菌分解營養物質時，副產品會損害你的小腸，導致腸漏症。你也可能會有很多腹脹、抽筋、放屁和腹瀉。腹部手術後或患有糖尿病等會減慢食物通過消化道的疾病的人，更有可能患上小腸菌叢過度增生。我們會用一些特殊的呼吸測試來檢查，並用抗生素治療細菌的過度生長。

痔瘡

所以，現在你已經認識了自己的小腸和結腸，以及裡面的氣體和大便，讓我們接著認識消化道的末端：肛門。在這一端我們通常會發現什麼呢？痔瘡（Hemorrhoid）。痔瘡是位於肛門皮膚下或直腸下部腫脹、發炎的靜脈。這個區域布滿細小的靜脈，如果有東西向其施壓，這些靜脈就會膨脹形成痔瘡。痔瘡分為兩種：外痔和內痔。外痔形成於肛門周圍的皮膚下，會導致肛門搔癢、肛門附近出現腫塊，當你坐著時，肛門的疼痛會更嚴重。內痔形成於直腸內壁。當你在衛生紙上、大便上或排便後的馬桶裡，看到少量鮮紅色的血液時，你會開始注意到它們。內痔會脫垂，或者從肛門開口脫落，這就是產生疼痛的時候。

可能兩種痔瘡都得到嗎？可能，我的大多數患者都是如此。有可能自己有內、外痔瘡卻沒察覺到嗎？絕對會，聽聽看我每天都在做什麼：我給睡著的患者做結腸鏡檢查，當他們醒來時，我帶來好消息，他們的結腸一切正常，只看到一些小痔瘡，然後他們嚴重懷疑我所看到的。痔瘡嗎？我？怎麼可能！

痔瘡的生成原因很多，主要是排便緊張，這會讓靜脈承受很大的壓力。同樣地，長期蹲坐在馬桶上的慢性便秘或腹瀉會導致痔瘡。

低纖維飲食使大便難以排出體外也是原因之一。還有，如果你懷孕了，嬰兒給的額外壓力，以及增加的血流量，會造成直腸靜脈膨脹而導致痔瘡。因此，從產房帶回孕婦家的可愛甜甜圈枕頭，不只是舒緩初為人母的前幾週陰道疼痛，也為了舒緩痔瘡造成的坐姿痛苦。好消息是，隨著時間推移和自我護理措施，由懷孕引起的痔瘡疼痛會消退。

有時痔瘡非常惱人和痛苦，必須藉由手術切除，但大多數人都可以避免這種極端情況。你可以在飲食中添加纖維，使排便快速又通暢來輕鬆控制痔瘡。痔瘡如果搔癢和疼痛，可以用含有金縷梅（Witch Hazel）或輕度皮質類固醇（Corticosteroid）的非處方軟膏來控制。如果症狀趨於疼痛，每天幾次溫水浴或坐浴（一種連接在馬桶上的浸泡裝置）真的很有幫助。但如果痔瘡並沒有困擾你，建議你讓它們待在原地，忘了它們，讓它們自生自滅。把你的力氣用在修復腸道的其他部分。

腸道的權力遊戲

你應該只在有排便衝動的時候坐上馬桶，通常10到15分鐘。當你在馬桶上閱讀或滑手機時（很不衛生！），會壓迫直腸，進而導致痔瘡。如果你有排便衝動，但坐上馬桶後衝動就消失了，無論如何都不要用力或擠壓括約肌，或坐在馬桶上等太久。還有，上廁所不是回覆郵件、看雜誌或玩電動的時間或地點。上廁所的時候，只要專心做該做的事，然後洗手，離開廁所。

結腸憩室炎

腸子有洞稱為**憩室炎**（Diverticulosis）。也許你不知道，但你的結

腸可能已經有憩室了。這些小袋子讓結腸內壁看起來像瑞士乳酪，不過感謝老天爺，這些洞並沒有穿透結腸內壁。這些口袋在結腸內壁的薄弱區域向外推，最常見的好發位置是在腸道的最下方。60歲以下大約有35％的人患有此病；60歲以上有近60％的人患有此病。出囊一般只有豌豆大小，通常不會造成任何問題。然而，有時細菌或排泄物會困在囊腫裡，引起發炎和感染，這時你就得了憩室炎。憩室炎可能會有腹痛、發燒、便秘或腹瀉等症狀，可能還會噁心、嘔吐，甚至直腸出血，這些症狀會嚴重到把你送進急診室，實際情況也應該這樣做。在極少數情況下，憩室炎需要緊急手術，所以不要帶著這個問題坐在家裡。比較常見的治療方法是服用抗生素、休息和幾天的流質飲食。如果情況很嚴重，你可能需要在醫院待上幾天，並注射抗生素。

患有這種胃腸道疾病時，腸道修復將發揮積極的作用。如果你已經罹患憩室炎，高纖維飲食有助於防止情況繼續惡化。健康的腸道微生物群也幫得上忙，也許是透過抑制在憩室袋中定居的有害細菌。如果你有憩室炎的囊腫，補充益生菌可能可以預防憩室炎。[10]

早年，醫師會告訴憩室炎患者避免吃堅果、種子，以及帶有小種子的水果，例如：覆盆子。過去的想法是，未消化的顆粒如果進入囊腫會引發感染。結果並非如此，所以繼續吃那些美味、營養豐富的高纖維食物吧。

結腸（大腸）鏡檢查和癌症篩檢

結腸鏡檢查是我的最愛！也許對你來說不是，但當結腸鏡檢查成了篩查工具時，可以拯救你的生命。就像你家需要一些日常維護和檢查，防止小問題演變成大問題一樣，你的結腸檢查也是如此。

結腸鏡檢查是使用一根長而靈活的管子，前端探頭裝有燈和微型攝像機，進到直腸和結腸內部觀察。在結腸癌篩查中，我們尋找的是腫瘤或息肉（可能成為腫瘤的東西）。知道大多數結腸癌始於息肉是一件好事，意思是，如果我們在你的結腸中發現息肉並切除，我們就可以在結腸癌開始之前阻止它。當然，除了檢查腫瘤或息肉，我們也會尋找任何可能變成問題的東西，例如：憩室或發炎。

在做結腸鏡檢查之前，你的腸道必須清空，這樣我們才能看清楚內部。清空腸胃的流程要在檢查前一天執行，而且過程並不有趣，因為你不能吃晚餐，接著喝下液體瀉藥。然後，你會在廁所裡度過一段美好的時光，把結腸清乾淨。第二天一早，你又累又餓，去胃腸科診所看一位像我這樣的腸胃醫師。我們給你穿上時髦的長袍和拖鞋，在你的手臂上打點滴，用短效麻醉劑讓你入睡，在檢查期間，讓你一直待在《越來越愛你》（La La Land）裡。對大多數人來說，真正的結腸鏡檢查只需要約15到30分鐘。測試結束後，你必須在恢復區停留約1小時。在這段時間裡，你會放屁，可能非常大聲。我們不會讓你走，除非我們確定你已經放屁了，所以，放屁請別猶豫。你還會得到一些零食，你會非常享受，因為現在的你已經餓壞了。

你為什麼要讓自己經歷這些痛苦？因為在美國，結腸癌是癌症死亡

的第二大原因，而且如果及早發現，大多數病例都可以治癒。此外，50歲以下者的結腸癌發病率正在上升，所以早期篩查絕對是個好主意。最近的一項研究指出，50歲以下罹患結腸癌的一個重要危險因子，是曾經接觸抗生素的人。[11]這幾乎包含所有人，所以大家，請定期做篩檢！

有些人不做結腸鏡檢查，是因為他們沒有消化系統的毛病。他們認為，自己沒毛病就一定不會罹患結腸癌。但結腸癌通常在晚期才會出現症狀。息肉也幾乎不會引起任何不適症狀，這就是為什麼在適當的年齡，不管自身感覺如何，我們都會要求所有人來做檢查。

根據美國癌症協會（ACS）目前的指導方針，如果你罹患結腸癌的風險處於平均水準，應該從45歲開始做檢查，然後每10年1次，直到75歲。如果你的患病風險較高，以及與醫師的討論結果，你的檢查可能更頻繁。如果你有很多的息肉、結腸癌家族史或個人病史，或有發炎性腸道疾病、遺傳性結腸癌疾病，那麼你的患病風險確實更高。有一點需要澄清，這些檢查指南適用於沒有症狀的人。如果你已經有結腸癌或直腸出血症狀、新發作的腹痛、便秘、腹瀉、體重減輕、排出狹窄或跟鉛筆一樣細的大便，那麼你應該盡快去看醫師。

光是覺得噁心，你就應該趕快去做結腸鏡檢查，畢竟結腸鏡檢查仍然是結腸癌最好的篩檢工具。但由於一系列原因，例如：麻醉的風險太大，有些人真的不能做，如果是這種情況，另一種選擇是使用電腦斷層掃描（CT），進行虛擬結腸鏡檢查（事前你仍然必須清空腸道）。你也可以和醫師聊聊大便檢查，尋找結腸癌的血液和遺傳標記物。當然，還有其他方法可以修復腸道，降低結腸癌的風險，但這些方法應該在常規結腸鏡檢查之外使用，而不是做為替代品。不吸菸、偶爾喝酒、定期

運動；限制紅肉的攝取量、完全跳過加工肉類、多吃蔬菜、水果、全穀物、富含鈣的食物，例如：豆類和優酪乳。我們已經討論過菌叢失調和癌症的關聯，所以保持微生物群的平衡很重要。[12] 本書後面的腸道修復飲食計畫也涵蓋了這些方面。

糞便測試

在DNA分析變得像今天一樣輕鬆容易之前，要弄清楚腸道中到底有什麼類型的細菌是一項艱鉅的挑戰。幾乎所有腸道細菌都是厭氧（anaerobic）菌，表示腸道細菌在含氧環境中無法茁壯成長，也因此很難在實驗室裡培養。但DNA測試讓我們無需培養就能識別細菌，這就是為什麼，近年來我們對腸道微生物群的理解迅速成長。

同樣的技術，你可以把自己的糞便樣本送到實驗室分析。許多商家紛紛提供起這項服務。你把樣本郵寄給他們，然後得到一份分析報告，從中看出糞便樣本中有哪些細菌，以及相比其他人的比例是多少。這些資訊有用嗎？很難說。這是在某一特定時刻，你腸道細菌的快照。你的微生物群每天，甚至每小時，變化都很大，取決於你吃了什麼和做了什麼。現在的細菌樣貌不一定能告訴你未來的發展趨勢。

糞便測試有其他醫療效用，例如：尋找寄生蟲和壞的傳染性細菌，但除非你的醫師建議，否則商業糞便檢測目前主要是實驗性質。我是否看到了能夠根據糞便微生物群分析做出明智決定的未來？是的，只是我們還沒走到那一步。

浴室裝修

　　想修復甚至預防腸道疾病，浴室翻修確實有用。甚至有些方法很簡單、也不貴，你可以自己執行。其他的方法可能就需要一些費用和一位好的水電工，但在促進腸道健康方面，你會得到回報。在我家，以下產品我測試過了，真的很不錯：

✚如廁訓練

　　你認為在蹣跚學步時，自己已經學會如何正確使用廁所了嗎？請再仔細想想。現在，在你開始怪媽媽之前（老實說，大家有錯就會怪到媽媽身上！），讓我解釋一下。

　　排便時的坐姿會影響大便排出的難易程度，最理想的姿勢其實是蹲著，這個姿勢打開了你的臀部，讓肛管變直。沒錯，大便就這麼蹦出來了。當然，馬桶的設計不允許你採取蹲姿，這就是為什麼大人要你坐著上大號，你媽媽覺得你蹲在上面可能會掉下去。這種困境讓一些聰明的企業家（肯定了解美國人的忙碌）發明了一種非常簡單的腸道修復工具：排便姿勢調整裝置，更廣為人知的名字是「馬桶腳踏凳」。你把腳踏凳（通常17到23公分高）放在馬桶底部。當你坐著排便時，腳踩著腳踏凳會抬高你的膝蓋，讓你呈現半蹲姿勢。這種姿勢有助於減少緊張，讓你更快、更徹底地排空腸道。[13]我經常向便秘、排便疼痛或有痔瘡的患者推薦這種腳踏凳。

　　接下來的改造可能從簡單便宜到複雜昂貴：坐浴盆（bidet）。這種裝置在歐洲和亞洲很常見，在美國也開始流行起來。坐浴盆是馬桶旁邊

的低洗浴盆，你上完廁所後就坐在上面清潔。它外觀像臉盆一樣，也有冷熱自來水，但水流來自下方或側面，而不是上方。

小時候，我在斯里蘭卡的祖母家度過了好幾個夏天，那裡的浴室都有坐浴盆。雖然剛開始使用的時候怪怪的，但很快我就對坐浴盆上癮了。今天，我喜歡用坐浴盆來保持肛門清潔，在一般情況下它都很好用，尤其適合臀部因痔瘡或頻繁排便而疼痛的人。我還推薦坐浴盆給我的「超級擦拭者」使用：過度使用衛生紙的患者，他們總是覺得擦拭得不夠乾淨，過程中容易反覆刺激肛門周圍的皮膚。

增加一個坐浴盆很昂貴，而且也不是每間浴室都有空間安裝。這就是為什麼我喜歡更新版、可以架在原本馬桶上的坐浴盆。這些產品從可以自己安裝的簡易版本，到需要有經驗的水電工才能安裝的複雜版本都有，任君選擇。

➕ 家庭的腸道保健醫藥箱

- **確保大便是棕色的再沖掉。**我鼓勵你用肉眼檢查完自己的大便再沖水。注意顏色（紅色和黑色最令人擔憂）、注意大小、形狀、一致性和氣味。

- **有問題要如實告訴醫師。**廁所問題，例如：排便和放屁，說出來很尷尬，但這行為每個人都有。不要猶豫，有異常一定要告訴你的醫師。

- **潤滑你的腸子。**便秘時，多喝水有助於順利排便。設置鬧鐘，每天至少響4次，用來提醒自己多喝1、2杯白開水。還要多吃

纖維！

- **如果你正與腹瀉鬥爭，不要吃乳製品**。避免食用乳製品，直到排便恢復正常。

- **記錄食物**。為了處理食物不耐受或敏感，使用像YouAte這類的食物日記App來輕鬆追蹤自己吃了什麼。一旦確定了罪魁禍首，你就可以避免食用它們。需要注意的食物，包括：堅果、雞蛋、牛奶和乳製品、高果糖食物，以及低腹敏飲食清單上的食物。

- **共襄盛舉的朋友**。和年齡相仿的好友一起相約做結腸鏡檢查，確認是否有結腸癌。這非常重要，說真的，此舉說能拯救生命也不為過。完成了結腸鏡檢查，你們可以再度過一個有趣的夜晚。

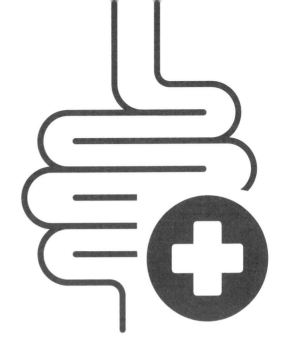

第五章

化妝室
——美麗不只有表面

到目前為止，你已經了解腸道在維持所有器官的最佳運作上所扮演的角色。如果浴室是管道可能發生嚴重問題的地方，化妝室就是人類虛榮心強烈放縱的地方。你可能會在這裡補粉，或是盯著鏡子檢查自己容貌，細數自上次檢查以來，臉上是否出現新的黑斑或皺紋。無論如何，在腸道修復中，化妝室是你的皮膚。皮膚是人體最大的器官，不只是抵禦毒素和外界攻擊的重要屏障，同時也是內在健康的反映，是外人評估你的年齡和活力時，最先看到的地方。

皮膚的變化不僅僅只有表面而已，事實證明，腸道和皮膚的作用緊密相連。事實上，因為腸道發生的事會影響皮膚的狀態，我們將其稱為「腸道－皮膚軸」。就像腸道一樣，皮膚也有自己的微生物群，你從頭皮到腳趾都被細菌覆蓋了。由於腸道－皮膚軸相互作用，腸道微生物群發生的事情，也會影響到另一個器官系統。你的腸道和皮膚都是外部世界和身體內部之間的連結，二者都有豐富的血液供應，也都能與神經系統、免疫系統和荷爾蒙進行積極的溝通。

在看診時，我經常開益生菌補充品給患者，幫助他們從腸道微生物群失衡所引起的消化症狀中康復。在服用一段時間後，他們總會驚喜地對我說，他們的皮膚狀態看起來和摸起來更好了，而且痤瘡（青春痘）、皮疹、發癢、皮膚乾燥都得到了大幅的改善，甚至消失了，連頭髮和指甲也變好看了。幾年前，當我第一次觀察到這種現象時，我也很驚訝，但現在我更清楚這種變化背後的原因了。

為了了解腸道－皮膚軸的運作方式，讓我們仔細觀察你的皮膚。

你的皮膚不是身體的漂亮包裝紙，而是一層保護你不受外界影響的屏障，保護你的身體內部器官、留住體液、調節體溫、保護你不生病並

消除廢物。全身皮膚布滿密集的神經末梢，讓你能感受周圍的世界並對其做出反應。皮膚不只是你最大的器官，也是你唯一能看到的器官。

但你能看到的皮膚只有稱為「表皮」的最外層。表皮細胞主要由角蛋白（Keratin）構成，角蛋白是一種纖維蛋白，也是頭髮和指甲的主要成分。表皮提供皮膚力量和保水能力，沒錯，這些細胞會吸收水分，讓你的手指在洗澡後變得皺皺的。表皮的主要作用是屏障，防止皮膚表面的細菌進入身體深處。表皮細胞會不斷脫落，被由下往上推的新細胞取代。因為表皮細胞只在皮膚的表面，所以不連接到你的循環系統（血液中）。

你的表皮下方被稱為「真皮層」。這個支撐層有時被稱為真皮膚，因其充滿了血管和神經末梢，把皮膚和身體其他部分連結起來。真皮層也是毛囊、汗腺和皮脂（皮膚油脂）腺的所在地。最重要的是，真皮層是膠原蛋白（使皮膚緊致的蛋白質）和彈性蛋白（使皮膚有彈性的蛋白質）最豐富的地方。真皮層還含有大量的**糖胺聚糖**（GAGs），這是一種支援膠原蛋白和彈性蛋白的複雜蛋白質，有助於保持皮膚水分。你可以把這些蛋白質想像成支撐緊致健康皮膚的支架。因為膠原蛋白和彈性蛋白的分解是皺紋形成過程的一部分，所以你可以看出真皮層在皮膚老化的好壞中扮演的重要角色。（我保證之後會有更多說明！）

皮膚老化，以及如何抗老

皮膚隨著年齡增長，不可避免地變得暗淡、下垂、皺紋、長老年斑

和乾斑,還有眼袋。事實真的是這樣嗎?

我不會在這裡做出虛假的承諾。是的,隨著年齡的增長,皮膚確實會發生變化,而且不是變好(儘管你的青春痘可能會改善或消失)。這就是內在老化,你對此真的無能為力。這是一個醫學事實,例如:在你20多歲之後,身體每年產生的膠原蛋白會減少1%,油腺和汗腺不再正常運作,產生的彈性蛋白、糖胺聚糖銳減,你還會失去真皮層的支撐脂肪。

但從內在老化引起的皮膚變化是溫和的,反而是笑紋和隨著年齡增長更需要保濕霜,通常才是最大的問題。

對皮膚的真正傷害,那些造成皺紋和皮膚老化現象的真正來源,是外在老化,也就是身體以外的因素造成的老化。花點時間仔細想想,歲月如何改變你的容貌,主要取決於你能控制的因素,而不是生日蛋糕上的蠟燭數量。你能控制的因素有:陽光中的紫外線、空氣污染、吸菸、酒精、飲食、壓力(見第七章)和睡眠不足(見第八章)有關。也幸好,你可以控制自己暴露在這些破壞因子中的方式。

說到飲食,這裡有兩個關鍵因素:增加維他命C,以及將糖分控制在最低攝取量。維他命C是構建膠原蛋白,同時保持強壯所必需的物質。在飲食中加入大量的維他命C,可以促進膠原蛋白的增生。膠原蛋白愈多,皺紋愈少。你可以從蔬菜水果中獲取豐富的維他命C。至於糖分則比較複雜,當你的飲食中含有大量糖分時,過量的糖就會漂浮在血液中,最終糖化(黏)在蛋白質上。你基本上是用一種叫做糖化終產物(AGEs)的新分子焦糖化你的身體,當糖化終產物形成時,會破壞其他蛋白質,例如:膠原蛋白等。具體來說,糖化終產物會使膠原蛋白變弱、變脆、缺

乏彈性而無法再支撐你的皮膚，於是，皺紋就出現了。[1]

　　既然膠原蛋白是健康、年輕皮膚的重要成分，那有辦法增加膠原蛋白供應量嗎？多年來，人們一直質疑，你喝或吃下的膠原蛋白是否會被身體吸收？即使被吸收了，這些膠原蛋白真的會進入皮膚裡嗎？最近的研究對這兩個問題都給出了肯定的答案，營養補充品、粉末或飲料中的水解膠原蛋白（更容易吸收的形式），已被證明可以增加皮膚中的膠原蛋白，我們知道這對逆轉老化起了重要作用。減少細紋和皺紋，增加彈性和水合作用，為年輕的皮膚乾杯！[2]

腸道－皮膚軸──內在健康，外在光彩

　　當患者的腸道微生物群逐漸康復時，我經常也能看出以下這些改善。隨著一次又一次的診療，我發現患者的膚色變好了、髮量增加、皮疹也消失了。

　　所以，如果修復失衡的腸道微生物群能讓內在變得更健康，並明顯改善與疾病相關的皮膚症狀，那麼腸道微生物群對紫外線、乾燥，甚至壓力等皮膚老化會有什麼幫助呢？還有青春痘、濕疹、頭皮屑呢？事實證明，幫助很大。

　　腸道微生物群透過在免疫系統中的複雜作用，直接影響你的皮膚。當你的腸道功能正常時，免疫細胞也會正常運作，壓抑全身的發炎。但當你的腸道不能正常運作時，屏障功能就會失效。細菌和細菌副產品本應安全地留在小腸和結腸中，卻逃進了循環系統，最終引發皮膚發炎。

發生這種狀況時，皮膚的正常功能會被打亂。你的皮膚可能出現皮疹、粉刺、發癢、乾燥等症狀，甚至是乾癬鱗片。

腸道的問題也會破壞皮膚的pH值或酸鹼平衡。你的皮膚通常是微酸性，有助於阻隔細菌和吸收水分。隨著年齡增長，皮膚的pH值會從最佳範圍值升高、偏鹼性。如果皮膚偏鹼，你的皮膚就會變紅、變薄。反之亦然，當你的皮膚偏酸，會促進皮膚發炎狀況，例如：濕疹和青春痘。還有過敏症狀，當你接觸過敏原時，皮膚可能會迅速出現搔癢的蕁麻疹或皮疹。比較不那麼明顯（因為症狀出現較慢）的是，飲食與青春痘、酒糟性皮膚炎等問題之間的關聯。

不過，只要你的腸道微生物群健康快樂，免疫系統就會安靜下來。當你全身的發炎值很低，發炎就會降低，然後皮膚從中受益。你的皮膚增厚，更能保水，不過度敏感，接下來，你的髮量會更厚實、有光澤。你從內在健康中獲得外在光彩。[3]

學界認為，腸道微生物群和皮膚微生物群之間互相「交流」，可能比我們現在科學了解得多。例如：腸道微生物群從飲食中消化纖維。做為消化的副產品，細菌會產生短鏈脂肪酸（SCFA），其中一種叫做丙酸（Propionate）。事實證明，來自腸道的丙酸能到達皮膚微生物群，並在那裡殺死引起嚴重耐抗生素感染的葡萄球菌。所以，如果你從健康飲食中攝取了大量纖維，不但腸道細菌會很開心，你也是在保護自己不被來自皮膚且可能致命的細菌感染。

你的腸道和皮膚對話，而你的皮膚也透過幾種機制回應著你。

首先，腸道吸收的營養物質對皮膚有直接影響。例如：你服用的維他命E補充品，會經由皮脂腺傳遞到皮膚。而如果你營養不良，指甲

和頭髮也會變得脆弱和乾燥。從另一個角度來看（皮膚到腸道），如果你在皮膚貼上避孕片、塗抹止痛藥膏或其他藥物，同樣會被吸收到身體裡，最終從腸道排出體外。各種化妝品、乳霜或其他塗抹在皮膚上的產品，其內含化學物質也是如此排出體外。（更多關於化妝品和護膚品的內容，將在本章後面介紹。）

腸道－皮膚軸的另一個機制，在於食物可以改變荷爾蒙平衡，這也是吃垃圾食品為什麼會讓你狂冒青春痘。與普羅大眾想的「油膩食物導致青春痘」不同，實際上更可能是加工過的碳水化合物和糖導致青春痘。這些食物會讓你產生一種類胰島素生長因子1（IGF-1）的激素，在你的血液中迴圈。當類胰島素生長因子1到達皮膚的皮脂腺時，會促使皮脂腺產生更多油脂而生成青春痘。

腸道微生物群和皮膚之間的關聯，也在腸道屏障外發揮作用。如果你的腸道微生物群不是處在最佳狀態，那麼腸道中的物質就比較容易穿過腸道內膜，進入你的循環系統，促使全身發炎，皮膚也包括在內。這可能是嚴重青春痘、酒糟性皮膚炎，甚至乾癬的潛在成因。這也可能是一些消化系統疾病伴隨皮膚症狀的潛在成因，例如：克隆氏症伴隨的皮膚損傷、乳糜瀉伴隨的獨特皮疹，或濕疹和食物過敏之間的明確關聯。

吃對食物增加皮膚的自我修復力

我已經解釋了哪些食物有益腸道健康，以及保持水分的重要性（回到第三章）。本章談到了皮膚，說明了對你的腸道微生物群有益的東

西，也對皮膚和皮膚微生物群也有益。除了上面的基本知識，現在你也應該了解和愛上了益生元和益生菌，其中有些食物對保持皮膚柔軟、清潔和無皺紋特別有幫助。

皮膚保護你免受外界的傷害，但在這個過程中，皮膚也暴露在陽光的紫外線、空氣污染、吸濕乾燥空氣、有害細菌，以及其他破壞性的攻擊之中。為了反擊，你的皮膚有很多保護工具。在真皮層中產生的抗氧化劑，也被攜帶到皮膚表面，對抗紫外線和污染產生的有害自由基。皮脂腺分泌皮膚油脂，保持表皮柔軟濕潤，表皮細胞也很擅長從身體中吸收水分。一個健康、平衡的皮膚微生物群落，包含了如此多有益或中性的細菌，所以有害細菌很難繁殖到危害人類的程度。

只不過，皮膚不能全靠自己抵抗所有威脅，你需要吃正確的食物來支持它。哪些食物呢？富含天然抗氧化劑的食物，例如：茄紅素（Lycopene）、白藜蘆醇（Resveratrol）、β-紅蘿蔔素（維他命A）和維他命C。你的皮膚需要大量的抗氧化劑，對抗紫外線輻射和其他皮膚壓力。雖然身體會自然產生抗氧化劑，但有時你所需的抗氧化劑，可能大於身體產生的量。再者，隨著年齡增長，你會需要更多，既可以對抗皮膚累積傷害，也可以彌補自然減少的抗氧化劑。這就是所有蔬菜水果派上用場之處，生長在陽光下的蔬菜水果富含天然抗氧化劑，用來保護自己不受紫外線傷害，就像你一樣。

所有的蔬菜水果都含有一系列天然的抗氧化劑，但有些蔬菜水果含有特定的抗氧化化合物，對皮膚的好處加倍。紅色或粉紅色的蔬菜水果含有**茄紅素**，這是一種強大的抗氧化劑，可以保護你的皮膚不會曬傷和受紫外線傷害（更不用說還能預防心臟病和癌症）。番茄、西瓜、粉紅

葡萄柚、芒果、芭樂、木瓜和甜椒都富含番茄紅素。[4]

　　白藜蘆醇是另一種天然植物抗氧化劑。紅葡萄、紅酒、花生、可可，以及藍莓和蔓越莓等漿果中都富含白藜蘆醇。除了抗氧化劑外，白藜蘆醇還有另一項超能力：啟動人類皮膚細胞中一種名為SIRT1的基因，透過強化皮膚抵抗DNA損傷和自我修復的能力，對抗老化。[5]

　　維他命C存在於大部分的蔬菜水果中，是身體主要的抗氧化劑，在防止光老化方面相當重要。事實上，當你的皮膚一暴露在陽光下，幾乎立即開始消耗細胞中的維他命C，保護你不受紫外線的傷害。為了保持維他命C的光老化保護，你需要靠飲食不斷補充它。

　　為了加強抗光老化的天然保護，請確保飲食中攝取足夠**的維他命E**。研究顯示，維他命C和維他命E共同作可以增強防曬能力。富含維他命E的食物有：堅果（尤其是核桃）、小麥胚芽、種子（葵花籽）和綠葉蔬菜。[6]

　　β-紅蘿蔔素也是一種抗氧化劑，存在於紅蘿蔔和地瓜等橘色食物中，在你體內會轉化為視黃醇（Retinol），也就是**維他命A**。這個過程發生在你的小腸壁上。這也是腸道和皮膚相互連結的另一個好例證，因為視黃醇基本作用是由內到外滋潤你的皮膚，觸發真皮層和表皮細胞產生膠原蛋白和彈性蛋白，這些皮膚蛋白質可以幫助皮膚保持水分、柔軟和減緩皺紋。同時，維他命A也可以保護膠原蛋白免受紫外線傷，防止光老化。

　　皮膚喜歡從飲食中獲取維他命A，當其變成維他命A酸（不同形式的維他命A）局部使用時，皮膚很樂意吸收它。A酸的作用是加快表皮外層的細胞代謝，騰出空間給由下往上遞補的新細胞，還能防止膠原蛋

白分解。含有A酸的處方和非處方護膚產品，主要用於滋潤和治療面部細紋、老年斑和光損傷造成的粗糙斑塊。在處方藥中，A酸也用於治療青春痘。

警告：A酸護膚品效果很好，但會導致皮膚乾燥、搔癢和刺激。另外，也會導致一些先天障礙，如果你正在備孕、懷孕了或正在哺乳，千萬不要使用。

你的皮膚非常很喜歡從魚、堅果和綠葉蔬菜中攝取大量的omega-3**脂肪酸**。omega-3脂肪酸除了可以提高皮膚的屏障功能之外，還可以保持水分、阻擋空氣污染等外界刺激。另外，保護皮膚不受有害紫外線傷害、減少導致青春痘的發炎也是omega-3脂肪酸的主要功能。

盡量不要吃加工食品、速食、乳製品。你知道前二項垃圾食品對你有害，但為什麼要禁止乳製品呢？乳製品跟含糖食品、加工食品、速食一樣，會影響荷爾蒙導致皮脂腺分泌油脂增加、毛孔更堵塞、狂冒青春痘。

最後，保持皮膚乾淨柔滑的方法是喝綠茶。被稱為兒茶素的多酚化合物具有抗氧化作用，可以阻擋陽光紫外線造成的傷害。每天喝1、2杯綠茶，可以幫助你保持水分、延緩皮膚老化、防止光損傷。

皮膚狀況和腸道平衡

到目前為止，我們主要談論微生物群和飲食如何影響皮膚的基本健康。現在我們愈來愈了解腸道微生物群對皮膚的重要性。

以酒糟性皮膚炎為例，這種常見的皮膚疾病會讓你臉變紅，有時

浮現微小、可見的血管，以及看起來很像青春痘的紅色小腫塊。令人沮喪的是，酒糟性皮膚炎發作之後通常會連續困擾你幾星期，等到發炎下降一段時間，然後會再次發作。酒糟性皮膚炎的成因目前還無法完全掌握，但我們知道菌叢失調和小腸菌叢過度增生可能有影響。許多人在使用益生菌和健康飲食之後，酒糟性皮膚炎確實減少了。

腸道不健康會導致青春痘、濕疹和乾癬的細菌會大量繁殖。同樣地，良好的飲食和益生菌能恢復腸道平衡，進而恢復皮膚平衡，掃除搔癢的皮疹、乾燥的皮膚和粗糙的斑塊。

根除頭皮屑

你的頭髮、毛囊和頭皮都有自己的微生物群。生活在那裡的細菌、真菌和酵母通常和諧相處，但有時這種平衡會被破壞，結果就是頭皮發癢，皮膚上有多餘的皮屑。市面上有各式各樣的抗頭皮屑洗髮精，通常是透過殺死一些微生物群來減少頭皮屑，所以效果未必好，而且洗髮精中通常含有煤焦油（Coal Tar）、二硫化硒（Selenium Sulfide）或活膚鋅（Zinc Pyrithione）等強烈的化學物質。如果有另一種方法，除了攻擊有害細菌，還鼓勵有益細菌生長呢？換句話說，可以抑制有害細菌、酵母和真菌，徹底根除頭皮屑。

這方法就是益生菌。平衡腸道中的細菌可以積極改善皮膚，也包括覆蓋在你頭頂上的皮膚。益生菌治療頭皮屑的方式，可以改善皮膚屏障功能、保持水分、減少搔癢，使毛囊不再適合有害細菌和真菌居住。[7]

腋窩和細菌

腋窩有異味是個尷尬的問題，其實異味直接來自你皮膚上的微生物群。你的腋窩溫暖濕潤，是細菌滋生的理想場所，而它們也確實做到了。事實上，你的腋窩有自己的微生物群，有些會產生體味。那些腋臭非常強烈的人，無論用什麼方法都無法改善，原因很可能出在腋窩微生物群失衡，天秤向產生最臭化合物的細菌傾斜。有趣的是，許多商業止汗劑中的鋁（Aluminum），反而可能使得腋下微生物群「更臭」。如果你屬於倒楣的重度狐臭分子，就注定要頻繁洗澡和更換大量衣服。直到最近，我們對皮膚和腸道微生物群日益了解，才有了一些處理不良體味的新方法。速食和加工食品中的低品質脂肪，會改變皮脂的脂質平衡，而皮脂是腋下皮脂腺分泌的油性蠟狀分泌物。當你壞脂肪吃太多，好脂肪吃太少時，皮脂就會變成更適合臭細菌生長。導正飲食朝著更健康的方向發展，保持脂肪平衡，會促進不會產生難聞氣味的細菌的生長。

然而，對嚴重的狐臭者來說，光是改變飲食可能還不夠，還需要進行腋窩細菌移植。對，你沒看錯。這個想法是採取汗液轉移，將來自志願捐獻者身上那些氣味更好聞的細菌，植入接受者的腋窩。目前為止，這方法還屬於實驗性質，但結果充滿希望。在一項研究中，18位志願者中有16位的體味在一個月內得到了改善，而且改善持續了好幾個月。在未來，用細菌移植治療狐臭可能成為常規手術。又或者，我們可以使用天然益生菌，而不是化學除臭劑來改善體味。[8]

破壞皮膚的微生物群

　　現代生活可能會破壞皮膚上的微生物群。我們在皮膚上噴灑防蚊液來驅趕蟲子，把皮膚暴露在游泳池的化學物質中，還會化妝，這一切都可能殺死皮膚上的有益細菌和有害細菌，並干擾皮膚屏障帶來的保護。一般來說，皮膚微生物群會對抗前來挑戰的東西，想辦法生存下來，但現在我們洗手洗得更勤快，肥皂和洗手液可以洗掉並殺死有害細菌，但有時也會破壞皮膚微生物群的自然平衡。洗手很重要，卻會導致皮膚出現小裂縫，提供有害細菌入侵感染的入口。當你使用含酒精的洗手液時，那些小裂縫也會刺痛。

　　為了減少頻繁洗手帶來的刺激，使用溫和、無香味的肥皂，用溫水洗手，而不是熱水。如果可以的話，洗完、擦乾雙手後塗抹乳液。如果沒辦法每次洗手後都使用乳液，至少在可以使用乳液時塗厚一點，並確保晚上睡覺前也用乳液徹底滋潤雙手。

　　還有另一種新的皮膚問題可能會困擾我們一段時間：口罩痘，也就是在口罩底下長出來的皮膚。口罩痘似乎是因口罩鎖住皮膚水分所引起，尤其是在口鼻周圍。來自皮膚微生物群的喜濕細菌，會利用這種情況進入毛囊和皮脂腺，帶來粉刺和刺激。同樣的問題也出現在運動員穿著緊身裝備時，例如：自行車手的安全帽下巴扣環的周圍皮膚。

　　為了預防口罩痘，一定要徹底清洗可重複使用的口罩，口罩如果弄濕或出汗就更換。用你能找到最溫和、無香味的洗面乳洗臉。帶著口罩時不要化妝。

益生菌和你的皮膚──TULA品牌故事

對身體有益的東西也對皮膚有益，所以，如果腸道中的益生菌對皮膚有益，可以直接塗抹在皮膚上嗎？這是2014年時我問自己的問題，當時我對皮膚微生物群的興趣正演變成一種運動。答案是TULA，我創立的皮膚保養公司，使用局部益生菌提取物而開發的創新產品。基於尖端研究，產品將多種特定有益細菌菌株的提取物，與藍莓和薑黃等超級食物結合在一起，保持皮膚的最佳狀態。

我們在TULA最重要的目標之一，是設計抗老和修復光老化的產品，主要針對暴露在紫外線下而產生的老年斑、皺紋和乾燥皮膚。我們使用了幾種有臨床根據的益生菌萃取物，這些萃取物已證明能改善皮膚酸度和抗氧化活性，防止皮膚脆弱和老年斑，甚至有助於減少皮膚發炎的跡象，例如：紅腫、斑點和腫脹。透過保持皮膚水分和厚度來防止細紋和皺紋。

外用益生菌萃取物也能加強皮膚屏障、保持水分、擋住有害細菌。一旦皮膚的屏障功能獲得改善，青春痘、酒糟性皮膚炎和濕疹也會改善，導致或惡化這些情況的細菌就無法輕易入侵了。改善屏障功能還可以保持皮膚濕潤和彈性，即使你需要使用刺激性的乾燥乳液來治療青春痘和其他皮膚狀況。[9]因此，在思考如何保護皮膚時，將益生菌製成的護膚品納入日常生活中也很重要，或至少使用對皮膚天然微生物群無害的產品。「微生物友好型」（microbiome friendly）是美容行業用來解決這個問題的新術語，記得在產品標籤上尋找它。

➕ 腸道的家庭保健醫藥箱

- **塗抹防曬乳不要吝嗇**。大多數人在使用防曬乳時都用得不夠多。你至少得用掉1小杯滿滿的防曬乳（防曬係數為30+），不要忽視耳朵、手、脖子和胸部等部位。每2小時塗1次，1年365天都使用，紫外線可是會穿透雲層的！別忘了你的寬簷帽和太陽眼鏡，這些配件不但看起來時尚，還能保護眼周嬌嫩的皮膚，防止魚尾紋。

- **對抗污染**。雖然你無法搬家遠離污染嚴重的地區，但你可以盡量避免在污染嚴重的地方行走，當你長時間進行戶外活動，回家之後一定要徹底把臉洗乾淨，這樣環境毒素才不會殘留在皮膚上。[10]

- **保持臉部範圍乾淨**。化妝刷和海綿可能是細菌完美的滋生場所，而且不是好細菌喔。所以每週用溫水和溫和的清潔乳清洗彩妝工具，也不要與他人共用。

- **別忘了頸部護理**。說到皮膚護理，許多女性只關心臉，而忘記了脖子。頸部皮膚經常磨損（尤其是低頭看電子設備時），因此是皮膚皺紋和鬆弛的主要部位。確保你的皮膚護理不會止於下巴，繼續向下塗抹，給脖子一些愛。

- **不要緊張**。壓力會導致荷爾蒙變化，進而引發痘痘，所以當你壓力很大時，休息一下，練習深呼吸。如果你成功阻止皮膚問題，等於少了一項影響健康的壓力源。

- **充足的美容覺**。好的睡眠帶來好膚況，尤其是黑眼圈。所以一定要優先安排睡眠時間，晚上使用加濕器防止夜間乾燥。乾性皮膚更脆弱、暗沉，皺紋也更明顯。

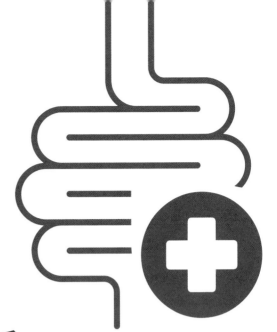

第六章

家庭健身房——
努力倒轉身體的時光

我們不是每次家庭裝修都有空間和預算來打造家庭健身房，但也別找藉口了。你不需要有精心裝修的健身房才能在家運動、保持苗條和健康地老去。事實上，本章我要談論的一切，都可以透過一雙舒適的運動鞋、2×6尺（60×180公分）的瑜珈墊、輕便的手持啞鈴和腿部阻力帶來完成。

運動跟腸道有什麼關係？

身為一名胃腸病學家，我和患者談論運動的次數，幾乎和談論飲食或藥物的次數一樣多。為什麼呢？因為運動對你的腸道好處多多，包括：正向改變腸道微生物群。總之，運動有益於身體各部位的健康。

目前，大多數醫療機構都建議每週至少運動210分鐘。請容我為你計算一下，所以每天需要運動30分鐘。當然，就算每天只要運動30分鐘，有時還是擠不進行程表裡。我了解，因為我也不見得每天都能運動30分鐘。不過，當我的時間允許時，我會把當天的運動時間分成3次、每次10分鐘。讓我們面對現實吧，你總是能在行程表中的這裡和那裡擠出10分鐘來用。事實上，短時間運動不但和長時間運動一樣有效，而且在某些表現上甚至更好。

同樣重要的是，任何一種規律的體育活動，都能保持大腦敏捷和正向情緒。運動是你現在就可以立即採取的關鍵步驟，幫助你在以後的生活避免認知障礙。[1]隨著年齡增長，運動還可以幫助你避免慢性疾病，例如：糖尿病、心臟病和多種癌症。比較不令人意外的是，有氧運動對

所有年齡的人來說，都能降低死亡風險。在你開始運動之前，你多久沒運動了並不重要。現在開始行動，你不但會活得更好，而且會活得更久。[2]想要一則近期的真實研究案例嗎？一項研究針對感染過新型冠狀病毒的加州人，發現受訪者中不運動的人因此住院或死亡的機率是經常運動者的2倍之多。[3]

為了腸道健康一定要運動

運動對腸道有兩個好處。首先，如果你的行動遲緩，你的消化系統也會如此。如果你運動不足，你的消化可能會變慢，進而導致腹脹、脹氣和便秘。運動可以刺激你的結腸，並幫助你緩解壓力（壓力能使大部分消化問題惡化）。

運動對腸道的另一個好處是，能將你的微生物群改變成更好的模樣。經常運動的人，無論他們吃什麼，腸道細菌的多樣性都會提高。提高多樣性還有另一個好處，當你更健康、微生物群更多樣化時，你就有更多產生丁酸鹽的細菌類型。正如我在第三章中解釋的那樣，丁酸鹽是一種短鏈脂肪酸，為腸道細胞的主要能量來源，並能維持腸道屏障功能。產生大量丁酸鹽是腸道健康的一項良性指標。

積極地讓微生物群多樣化很重要，不過隨著年齡增長，腸道細菌的多樣性會自然下降，而且許多老年人定期服用的藥物，也可能影響腸道微生物群的生長。缺乏多樣性和產生丁酸鹽的細菌較少，可能是老年人免疫力下降和發炎增加的原因。在這方面，運動幫助很大。除了上述你

已知的好處之外，研究顯示，運動可以改善腸道微生物群的組成，並真正實現健康地老化。[4]

認真的運動員總是對飲食和營養補充品很感興趣，認為這是提高運動表現的方法，所以最近多了很多有趣的研究，旨在了解運動如何影響微生物群，以及反過來，微生物群如何影響運動結果。無論這些研究是針對實驗室裡的老鼠，還是「健身房裡的老鼠」，愈來愈多結果顯示，如果你是一位認真的運動員，你的腸道微生物群可以為你帶來競爭優勢。[5] 針對優秀運動員的研究顯示，一旦他們擁有更多的腸道細菌，那些細菌擅長攝取乳酸鹽，而乳酸鹽正是運動時肌肉產生的廢物（這就是為什麼運動時你會感到肌肉正在燃燒）。由於他們的腸道細菌可以更有效地清除體內的乳酸鹽，所以他們體能上更有耐力、運動表現更出色。[6]

另一項研究指出，當久坐不動的人開始運動，在6週的時間裡，他們的腸道微生物會轉成對腸道健康有益、能製造短鏈脂肪酸的細菌。然而，如果他們再次回到久坐不動的情況下，腸道細菌又會再次轉移，遠離製造短鏈脂肪酸的細菌。這項研究表明，運動對微生物群確實有益，但只有在你堅持運動的情況下才能維持。這也是你堅持運動的好理由。[7]

久坐等同於「吸菸」行為

好了，現在我們知道只要保持運動，腸道微生物群的效益就會持續出現。但這裡我先解釋一下，為什麼久坐的生活方式對你的殺傷力如此之大。研究人員近期發現，與每天只坐1小時的成年人相比，每天坐10

小時以上的成年人，死亡風險高出34％。[8]另一項研究發現，在已開發國家，每年有近6％的死亡原因可以歸咎於終日久坐。相比之下，每年約9％的人死於吸菸、約5％的人死於超重或肥胖所致的相關疾病。[9]為了進一步闡明，最近的另一項研究顯示，你坐著的時間愈長（尤其是看電視），因各種原因所致的死亡風險就愈高。在所有的研究中，久坐帶來的風險只能透過大量的體育活動來抵消，也就是每天超過1小時的適度活動。而如果你屬於長時間坐著看電視的人，即使是1小時的運動量也消除不了風險。[10]所以，當你在家看電視的時候，不要只是坐著，站起來做一些手部舉重練習、伸展運動、抬腿，任何能讓屁股離開沙發的活動都好。輕鬆觀賞網飛（Netflix）已經過時了，你的房屋裝修需要網飛搭配身體活動。

即使只是一天中多站起來幾次也有幫助。當你接電話或參加Zoom會議時，不要坐著，站起來吧。如果你得進公司工作，那就站著開會（額外的好處是，站著可以縮短開會時間），最好是邊走路邊開會。無論你是遠距工作還是坐辦公室，你都可以找到站立或步行的方法：走樓梯而不搭電梯；把車停在停車場的偏僻角落；每30分鐘站起來伸展一下身體；吃完午餐後散散步。

不要固定運動類型，
像腸道微生物群具有多樣化

運動（就像冰淇淋）有幾種類型，所有類型都要做才能保持健康

（很遺憾，這點不像冰淇淋）。規律的**有氧運動**能讓你的心跳加快、呼吸短促且困難，可以改善心血管健康和肺部功能。例如：游泳、騎自行車、爬樓梯、深蹲和伏地挺身等運動都是很好的選擇。最簡單的有氧運動是什麼？我給你兩個提示：免費、而且你在2歲之前就學會了。沒有錯，輕快的散步。穿上你的健走鞋外出走走吧。家庭健身房另一個有趣的選擇，是尋找線上健身課程和影片，我會在第十一章中推薦一些清單。別忘了，任何合理的劇烈運動，例如：園藝、和孩子玩捉迷藏、遛一隻精力充沛的狗，甚至打掃房間，都可以列入你每天的有氧總量。

負重運動也同樣重要，尤其是對女性來說，可以預防與年齡有關的骨骼和肌肉流失，是避免骨質疏鬆症（骨頭變薄、易碎、容易折斷）的關鍵。這些運動可以讓你的身體對抗重力，包括：散步、慢跑、跑步、爬樓梯和跳舞。

重量訓練也稱為阻力訓練，是負重運動的理想方式。這是你獲得健美、清晰的肌肉，以及更多肌肉量的方法。增加你的肌肉量可以促進靜態代謝率，表示即使你坐著不動，你也會燃燒更多卡路里，還能更有效率地運用血糖。

平衡練習可以讓你的雙腳保持穩定，提高協調性並防止跌倒（隨著年齡增長，這是一項關注重點）。試著在每次運動中加入一些加強平衡的動作，或趁著只有幾分鐘的空檔時間做。我喜歡簡單的站立，你要做的就是站直，將一隻腳抬離地面3公分，保持10到15秒。另一條腿重複同樣的動作，每邊至少做5次。這比聽起來還要困難，但你練習愈多次，表現會愈好。

伸展運動經常被遺忘，真的很不應該啊。伸展運動可以幫助你保持

靈活，避免受傷，也能讓你從較劇烈的運動中熱身和恢復平靜。瑜伽練習和家庭皮拉提斯訓練，對於伸展身體和加強核心力量都很好。

為你的腸道做瑜伽

瑜伽的身體、心理和靈性練習，可以追溯到幾千年前的古印度。瑜伽有很多不同的練習方式，出現在世界各地不同的靈性傳統中。在現代西方社會，瑜伽練習大多是通過姿勢（或體位）來練習伸展和呼吸，有時還結合靜心冥想。瑜伽對減輕壓力很有幫助，對改善肌肉張力和靈活度也很有益。

你可以嘗試氣功或太極來替代或補充瑜伽練習。氣功是中醫的一部分，屬於低強度的身體運動，練習呼吸和放鬆來幫助你保持身心平衡。太極起源於中國古代武術，使用溫和流暢的動作來集中精神、放鬆、加強體力和平衡，有時也被描述為靜心活動。一些有趣的科學證據支持太極能減輕壓力和疼痛。[11] 跟瑜珈一樣，學習氣功或太極可以參加實體課程，或在網站上查看自學影片。

　　理想情況下，你應該在週間練習上述所有不同類型的運動。有些人喜歡每次運動時都做一點，另一些人則喜歡有氧運動和負重訓練交替進行，而且大多以伸展運動和一些平衡練習來開始和結束。

我們現在也知道，你可以在15分鐘內達到30分鐘運動的效果，真的，只需要15分鐘。這運動是高強度間歇訓練（HIIT）。我很喜歡高強度間歇訓練，因為它強度大但時間短。你可以在不到1分鐘的短時間內盡可能運動，然後把速度放慢，持續5分鐘左右，然後再做一次衝刺。雖然你不需要在運動中節省寶貴的時間，但在常規訓練中加入一些高強度間歇訓練，可以幫助你更快增強力量。例如：在散步的時候，試著將常規步行速度和最快的步行速度交替進行。

什麼時候運動、做哪些運動，這不如定期運動來得重要。為了設計你自己的基本運動計畫，我在本書的最後收錄了一些範例練習和運動提供你參考。

家庭辦公室：遠離Zoom

疫情期間，居家工作成為常態。不過對許多人來說，在家工作仍在繼續，也許是暫時性或永久性。雖然整天穿睡衣看起來很有吸引力，但就健康而言，居家工作肯定有一些不利因素。不通勤後，許多人失去了他們一天中唯一規律的體育活動，現在坐著的時間比以往都多。人們的工作時間也大為延長了，他們覺得自己需要隨時上線讓人找得到，只因為老闆知道他們都「在家」。

居家工作的美妙之處，在於你有能力創造一個更健康的工作環境。一個簡單的步驟：買一張站立式辦公桌。有多項研究已經證明，使用站立式辦公桌對健康的諸多好處，而且其中一項好處是，可以讓你的工作更有效率。[12]

肌肉和你的腸道微生物群——保持強壯

隨著年齡增長，肌肉會自然減少。有些肌少症（與年齡相關的肌肉品質和功能喪失）是不可避免的。即使你很活躍，在40多歲的時候仍然會有一些肌肉損失。肌肉損失的數量，主要取決於你多努力、多規律地執行力量訓練。每週進行幾次負重訓練，是保持身強體壯和免於老化問題的關鍵策略。

例如：當你的大腿和臀部肌肉夠強壯，就不太可能患上疼痛的膝蓋關節炎。強壯的肌肉還有助於防止老年人摔倒，造成腦震盪或骨折等傷害。從美學的角度來看，健美的肌肉是防止上臂等部位下垂和腹部脂肪的門票。

建立強健肌肉的另一個因素是蛋白質。隨著年齡增長，你實際上需要比過去更多的蛋白質，[13]把你的體重除以2，然後以此數量做為每天的蛋白質攝取目標：一隻雞腿大約有12克蛋白質、一顆雞蛋大約有6克、一罐5盎司的清淡鮪魚含有20克。

除了運動，你還可以用細菌來對抗肌肉流失。關於這個問題目前研究不多，主要集中在老年人身上，由於他們身體虛弱、肌肉力量下降而活動有限。在一項研究中，一組體弱的受試者在飲食中加入菊苣纖維（一種纖維），儘管沒有多做運動，但結果顯示他們的握力提高了。菊苣纖維可能使他們的腸道細菌轉向產生更多短鏈脂肪酸的菌種。[14]

是的，如果你能吃一顆含有正確細菌的益生菌藥丸，然後再也不用運動就太完美了，但別著急，我們還沒到研究到那一步。目前為止，研究告訴我們的是，隨著年齡增長，健康的腸道微生物群可以幫助你維

持肌肉品質、肌肉功能和良好的身體表現，不過前提是你也要保持身體健康。

骨骼和你的腸道微生物群

在你30歲時，骨骼已經達到了最大密度和強度。意思是，你40歲時，骨骼開始慢慢失去一點密度。如果你是女性，進入更年期並失去雌激素的保護作用後，這個過程會加速，意味著你患上骨質疏鬆症的風險大增。30歲的你摔一跤會沒事，60歲的你摔一跤可能摔斷骨頭。隨著年齡增長，男性的骨密度也會下降，但由於他們的骨骼較大、也較重，情況相對輕微一些。

儘管年齡增長不可避免地會流失一些骨質，但負重運動可以減緩骨質流失，預防骨質疏鬆症。你可能已經猜到我接下來要說的事情：你的腸道細菌對骨骼強度有正面影響。沒錯！其作用隨著研究結果愈來愈明確。瑞典最近的一項研究顯示，益生菌可以提高停經後婦女的骨密度。這項研究調查了90名骨密度低的老年婦女（平均年齡76歲），當中一半的受試者服用益生菌補充品一年，另一半受試者服用安慰劑。到年底，益生菌組的女性骨骼流失量僅為安慰劑組的一半。服用益生菌組的受試者也沒有出現任何副作用。[15]最後一點更重要，通常用來減緩骨質流失的處方藥，服用後會造成身體不適，甚至產生一些嚴重的副作用。

做為一種預防和治療骨質疏鬆症的措施，益生菌顯示出很不錯的前景。但是，沒錯，你還是要運動！

關節和你的腸道微生物群

骨關節炎（Osteoarthritis）通常被稱為關節炎，是世上最常見的肌肉骨骼疾病，幾乎所有60歲以上的人，或多或少有一些輕度關節炎，成因通常是用來緩衝關節的軟骨久經磨損所導致，換句話說，如果你有骨關節炎，你的關節會疼痛。

如果你是老年人、女性、超重或肥胖、飲食不良、吃大量加工食品和糖，而且缺乏運動，你更有可能患上嚴重的骨關節炎。現在我們把發炎也加入這些危險因子。事實上，可能是發炎開啟了關節炎的發病過程。發炎的原因是什麼？由菌叢失調引起的慢性、全身性、低度發炎。[16]

在我的執業生涯中，診治過很多類風濕性關節炎的患者，這是一種會影響關節的自體免疫疾病，那為什麼他們出現在我的診療室？因為類風濕性關節炎不只影響關節，還會影響腸道。事實上，愈來愈多的研究表明，腸道微生物群中的細菌群失衡，其實是類風濕性關節炎的潛在成因。其中一條線索是，患有類風濕性關節炎的人通常會服用藥物治療病情，這些藥物透過針對免疫細胞產生的細胞因數級聯來抑制發炎。與此同時，這些藥物大多對腸道細菌也有正面影響。服用這些藥物的人，腸道症狀改善了，這可能是藥物也有助於恢復腸道內細菌的平衡。[17]

另一方面，我經常把有發炎性腸道疾病（例如：克隆氏症）的患者轉給風濕病專家。為什麼？因為發炎性腸道疾病經常引發關節症狀。發炎性腸道疾病和關節問題之間的關聯，也是來自微生物群。有發炎性腸道疾病的人，通常有腸道滲漏的問題，來自腸道的細菌以及細菌廢物和代謝物，逃逸到身體循環中，在身體的其他部分造成發炎。通常情況

下，發炎的目標是關節，進而引起關節疼痛和腫脹。事實上，大約20%的克隆氏症患者同時患有關節炎。關節炎會在克隆氏症發作時加重，在克隆氏症康復時趨於好轉。對大多數人來說，關節疼痛是疾病中的可以控制部分，不過也有些嚴重的關節炎，例如：僵直性脊椎炎，會嚴重影響脊椎和薦髂關節（連接骨盆和脊椎的關節）。

對於變老，你無能為力，但令人驚喜的是，很多事情其實都在我們的控制之中。健康的地中海式飲食，加上益生元和益生菌補充品，就能改善腸道細菌的組成，並有助於減少導致關節炎惡化的發炎。運動就是你的祕密武器，即使是每天快走幾次，也能強化你的肌肉，減輕關節的壓力。

所以，現在你已經努力學習完如何翻新家庭健身房，是時候進入下一章了，在那裡你將得到你應得的休息時間，一個可以冷靜和放鬆的空間：禪宗角落。

➕ 家庭的腸道保健醫藥箱

- **排隊**。身為一位討厭排隊的人，我現在能忍受排隊了，因為我用排隊的時間練習平衡動作。你可以嘗試一下，雖然可能引起一些人的側目，但這是鍛鍊平衡的完美時機，對我來說，還包括培養耐心。試試吧！

- **找一位運動夥伴**。和朋友一起運動或上健身課當然更有趣、也更有動力。安排一個固定的時間和一位固定的夥伴，可以讓你的運動更有一致性和負責任。

- **詢問健身基金**。如果你是受雇者，聘僱你的公司可能有補貼健身房費用或其他健康產品。許多公司都有提供公司健身挑戰或福利，所以好好探索你的選擇。

- **聽著Podcasts做運動**。如果你覺得運動很無聊，那就用最喜歡的歌曲播放清單、有聲書或Podcast來增加一些樂趣。只要你樂在其中，時間很快就會過去。

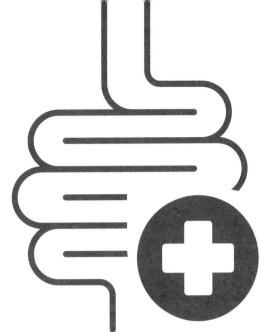

第七章
禪宗角落——
修復心靈根除壓力源

現在你知道體育活動是腸道修復的關鍵部分，就像保持精氣神一樣。但如果你的想法過於活躍，總是不停從一個緊張的想法奔向下一個？

我可以告訴你，這很常見。而且事情不見得要如此發展下去，我們都需要一些策略來讓頭腦中的噪音安靜下來，這就是為什麼我們要討論的下一個空間是腸道修復中的重要關鍵：禪宗角落。

從字面意義來看，在家裡設置一處禪宗角落，可能是你所能做的最簡單、最便宜的裝修設計。你不需要太多的空間，因為這個角落可以在任何地方，而臥室和客廳是深受大眾歡迎的選項。甚至，你根本不需要刻意設計一個角落。你只需要一個安靜、足夠放下一張瑜伽墊或舒適的墊子（上面最好有巨大的「請勿打擾」標誌）的地方。

在腸道修復中，禪宗角落是你可以專注於自己心理健康的空間，你會看到心理對你的微生物群影響有多大，反之亦然。無論你選擇在哪裡、以何種方式設立禪宗角落，最重要的是，要記住，找到方法來暫停一切，專心處理壓力或改善情緒對你的健康大有益處。

壓力與你的腸道微生物群

壓力一詞無所不包，我們經常用它來描述面對挑戰時的感受。有時，壓力是短期、來自日常的問題，例如：擔心你即將上台做簡報。有時壓力是長期的，例如：你正經歷分手。有時壓力是慢性的，例如：不斷處理困難的情緒、在有毒的環境中生活或工作、擔心財務狀況。

慢性壓力表示你的自主神經系統總是讓腎上腺釋放壓力荷爾蒙，尤其是皮質醇。你一直處於「戰或逃」的狀態，也代表你的身體無法放鬆。這一切顯示，長期壓力真的會擾亂你的消化系統。壓力荷爾蒙不僅會導致噁心、嘔吐、腹瀉、便秘和其他消化症狀，還會讓你有腸道過敏的症狀，例如：腹痛。皮質醇值下降會導致你渴望食物，尤其是想吃糖和脂肪含量高的食物。即使是短期壓力，也會對你的腸道微生物群產生負面影響。慢性壓力會導致菌叢失調，增加腸道通透性和腸道滲漏，進而帶來所有消化系統的問題，並通過腸－腦軸影響你的情緒。

情緒與你的腸道微生物群

有腸躁症和其他慢性發炎問題的患者，若是經歷一段時間的焦慮、憂鬱或壓力，可能會讓消化症狀變得更嚴重。他們的症狀會突然發作、發炎情況更糟糕了，而且會因為管理病情的挑戰而情緒崩潰。

這些腸躁症患者的經歷，在某種程度上，也會發生在我們大多數人身上。生活就是如此，有時你會感到憤怒、擔憂、惱怒或壓力。不管心理狀態如何，都可能影響你的微生物群。不過，有時情況恰恰相反，你的微生物群其實正在影響你的情緒和心情。

前面帶大家解開腸道微生物群和大腦活動之間的聯繫。腸－腦軸主要透過迷走神經、腸道神經系統、荷爾蒙、免疫系統、神經傳導物質，以及透過腸道滲漏、微生物代謝物發出的信號所影響，進而作用在很多層面上。（有關腸－腦軸的更多細節，請回到第二章「建築師」。）

微生物群的變化會影響不同細菌家族的比例，最終對大腦產生深遠的影響。即使是短暫的壓力，也會改變你的腸道微生物群。拿腸道產生的血清素來說，你已經知道，當某些類型的腸道細菌刺激腸道黏膜中的特殊細胞時，會大量產生血清素這種神經傳遞物質。當你感到壓力時，改變食物攝取量（例如：吃太多冰淇淋）會改變腸道細菌的組成。再加上壓力荷爾蒙（例如：皮質醇）也會影響腸道細菌，導致你的微生物群發生更大的變化，進而影響產生血清素的多寡。血清素是食物在腸道中移動速度的關鍵，血清素過多，食物會過快排出體外，導致腹瀉，若是太少，食物移動過慢，導致便秘。

壓力也會影響消化。表演焦慮，又叫怯場，會啟動交感神經系統，讓你的身體充滿腎上腺素。你心跳加速、口乾舌燥、滿頭大汗，可能還會噁心，甚至嘔吐。

從另一個角度來看，你的腸道微生物群也會影響你的情緒。例如：菌叢失調導致腸道滲漏，進而造成全身發炎。眾所周知的發炎症狀是什麼？感到疲倦和沮喪。

腸道細菌如何與大腦溝通，以及如何影響情緒的確切機制，目前仍在積極研究中，但我發現這些資訊非常迷人。例如：營養精神病學領域得出一些好證據，可以對嚴重憂鬱症患者進行飲食干預。飲食干預可能（至少在一定程度上）有助於這些人的腸道細菌產生有利的變化。最近的一項研究指出，每天服用益生元補充品連續4週，可以減少年輕人的焦慮。[1]另一項試驗顯示，根據微生物群定序和腦成像技術，在自我報回焦慮的女性中，服用1個月的益生元補充品後，不但降低了焦慮值，還改善了她們的微生物群和大腦健康。[2]

　　儘管，要開立特定的益生菌菌株來治療嚴重的憂鬱症，還有很長的路要走。但我確信這一天的到來，也許很快，心理健康專業人士就會開始關注更好的飲食和益生菌，做為客戶的治療工具。

　　現階段可以提供的建議是，含有大量纖維、益生元和益生菌的腸道健康飲食，有助於保持腸道細菌的快樂和相互平衡。反過來說，也可以保持你的情緒和心情穩定。

腸漏，你的婚姻也漏了……

　　一項關於情緒如何影響腸道的有趣例子，來自最近針對夫妻吵架的研究。好吧，夫妻都會吵架，但我們說的是更高級別的吵架。事實證明，如果你和伴侶經常發生激烈的口角，那麼你們兩人更有可能得腸漏症。在這項研究中，研究人員針對43對夫妻進行血液採樣，然後要求他們試著解決夫妻關係中的衝突，研究人員認為這些衝突可能會引發強烈的意見分歧。爭吵結束後，再次採集受試者的血液樣本。研究人員發現，在爭吵中表現出最大敵意的夫妻，腸道滲漏生物標誌物的數值更高，而這種生物標誌物顯示血液中存在細菌。此外，他們的發炎標誌物的數值也更高。一段糟糕的親密關係帶來的慢性壓力，顯然不利於消化系統的健康，正如腸道滲漏標誌物所顯示的數值，而且也不利於你的整體健康，正如發炎標誌物顯示的數值。[3]我不是在提倡大規模離婚行動，但試著找到壓力較小的方式來解決衝突非常重要。在我的下一本書《腸道修復你的婚姻》……只是開玩笑！但說真的，有一個關於健康爭

吵和健康關係的好資源，我認為所有夫妻都應該閱讀，那就是戈特曼研究所（Gottman Institute）的網站https://www.gottman.com。

食物和情緒之間的愛恨糾葛

當你情緒低落，可能會做出喝一品脫威士忌、搭配看整晚電影的決定。你為什麼選擇吃冰淇淋，而不是吃紅蘿蔔？在某種程度上，因為你選擇的舒心食物（Comfort food）也許能夠引起情緒釋放，例如：冰淇淋會讓你回到童年，那時的生活比較簡單（還有，好吧，對，冰淇淋很好吃）。而且你也在無意識中用食物來影響情緒。牛奶中的糖、脂肪和色胺酸，都對大腦的神經傳導物質有暫時的鎮靜作用。但長期攝取糖會導致相反的結果：增加焦慮或憂鬱的風險。如果你長期吃下大量的糖，然後突然停止，糖戒斷行為會導致情緒低落和易怒。

清晰思考的能力和保持情緒穩定的能力，深受你吃的食物左右。食物中的巨量營養物質（蛋白質、碳水化合物、脂肪），以及微量營養物質（維他命、礦物質、植物營養素）會影響腸道和大腦中神經傳導物質、荷爾蒙和酶的產生。上述其中一種物質攝入不足或過多，都會影響產量的多寡，還會影響你的情緒、認知，甚至睡眠。舉個例子：你需要維他命B群來保持大腦功能順利運作；維他命B6（吡哆醇）是製造多巴胺（另一種快樂荷爾蒙）的重要成分；維他命B6、B9和B12會製造血清素。如果沒有足夠的B群來製造這些神經傳導物質，你就會感到沮喪，對生活失去興趣。事實是，對某些人來說，服用維他命B群真的能改善

他們的情緒。

　　酪胺酸（Tyrosine）存在於魚類、堅果、雞蛋、豆類和全穀物中，是多巴胺的另一個重要成分。由於多巴胺在調節情緒、警覺性和學習能力方面發揮著重要作用，所以你可以看出，在飲食中添加更多的酪胺酸，對心理狀態會有正向的影響。

　　短期看來，壓力通常會透過釋放腎上腺素來抑制食欲，讓你不會吃太多。然而，長期且持續的壓力是皮質醇的一個觸發因子，會加速你身體各方面的反應，例如：你的食欲（可能是增加飢餓荷爾蒙飢餓素的產生）。你感覺自己有強烈的進食動機，換句話說，壓力性進食。大多數情況下，你渴望含糖和高脂肪的食物，因為身體知道它們會抵消壓力，讓你在短期內心情好一點。理智上，你知道這些食物對自己有害，但身體控制著大腦。

　　我非常理解這種衝突，因為我從患者身上看到其影響。那些透過良好飲食來控制腸道症狀的人，在生活中遇到了困難，最終演變為壓力性進食，然後又回到我的診療室看病。

　　到了這個時候，我們就會嚴肅地討論壓力管理這件事了。

學習管理每天的壓力

　　禪宗角落裡最重要的部分之一，是處理那些隨時出現、會讓我們備感壓力的問題。

　　現在，適合你處理壓力的方法可能不適合別人，但你自己才是最重

要的那個人。你的腸道改造包括一些DIY步驟來處理日常壓力。

緩解壓力最簡單的方法之一，就是給自己10分鐘安靜的放鬆時間。還有什麼比喝一杯熱茶更能放鬆身心的呢？在傳統草藥中，大多推薦洋甘菊、薄荷、檸檬香蜂草、薰衣草和玫瑰果茶來放鬆。喝茶放鬆背後有科學依據嗎？算有，但在這種情況下，科學一點也不重要。只要找到你喜歡的口味，放輕鬆地沖泡一杯茶，然後找一個安靜的地方啜飲。

如果你不適合喝茶，或茶真的不能緩解你當前的壓力，換個方式，試著深呼吸。你可以在任何時候、任何地點執行，只需要幾分鐘就有強烈的效果。簡單地用鼻子深深吸氣4秒，憋住5秒，然後用嘴慢慢吐氣6秒。重複至少5次。

深呼吸之所以有效，是因為當人感到壓力和焦慮時，呼吸會變得短淺、急促。深呼吸能讓更多的氧氣進入你的身體，幫助你冷靜下來，重新集中注意力。焦慮和壓力會啟動你的交感神經系統，即戰或逃的反應。深呼吸時，你會放鬆，改為啟動副交感神經系統，也就是休息和放鬆的反應。你的身體不可能同時啟動這兩種反應。

即使只是被某人支持性的肢體接觸也能緩解壓力。一個大大的擁抱、一次肩膀擊掌、牽手，甚至僅僅輕拍背部，都能降低皮質醇，增加催產素（「愛」的荷爾蒙）。支持性的肢體接觸也會發送資訊給迷走神經，告訴大腦你現在一切安好，回饋的訊息會告訴身體可以放鬆了。在一項研究中，當對親密伴侶的其中一人施加輕微電擊，光與伴侶手牽手就能減少疼痛感。[4]

多媒體室無所不在，你需要數位排毒

最近，我們使用媒體的空間已經超出家裡一間房間的界線。讓我們面對現實吧，現在早就沒有專屬的電視廳了，電視之類的媒體設備無所不在。事實上，對很多人來說，在我們醒著的大部分時間裡，手機就像黏在手上一樣，我們會不斷地查看訊息和電子郵件，一直盯著線上社群媒體看，因為擔心我們的點讚數和評論，還熬夜滑手機。另外，電子遊戲也是其中之一，所有電視、電腦和手機遊戲都算在內。這些數位干擾都會讓人產生壓力，甚至成癮。2018年一項針對大學生的研究發現，他們花在社群媒體上的時間愈少，憂鬱和孤獨感愈低。[5]

這正是禪宗角落成為重要修復工具的原因，你每天都要數位排毒。關掉智慧型手機、關掉平板電腦、電腦設定睡眠狀態、關掉電視，每天至少1小時，最好是在睡覺之前執行。花點時間在「現實生活」與家人和朋友連結、讀紙本書或你的嗜好上，例如：做手工藝品。更棒的是，把時間花在最健康的練習上：靜心。

如何靜下心？

靜心是一種透過集中注意力和意識，達到心理清晰和情緒平靜的練習。例如：祈禱是靜心的一種形式。然而，在世俗社會中，靜心通常表示你得使用一種技術，例如：正念或禪宗靜心這類減少壓力、增加平靜和幸福感的方法。

正念是指騰出一段時間，專注於當下的想法和感受。當你逐漸意識到自己的想法和感受，就能以更正面、中性的觀點看待它們，將其視為大環境的一部分。以這種非批判的方式獲得一些觀點，幫助你真正意識到生活中的壓力源。只要注意並承認生活中的壓力跡象，你就能消除壓力源讓你擔心、焦慮或沮喪的負面力量。

正念技巧通常是將你的注意力集中在某件事情上，例如：你的呼吸、一句口訣、一個想法，甚至是一個物體，將其視為平靜心靈和集中思想的方式。有許多書籍、App、網站、影片和工作坊都有正念教學，不過你其實不需要任何特殊訓練。你所需要的，就是找一個安靜、舒適的角落，不被打擾地坐著10到20分鐘。安靜地坐著，把注意力集中在呼吸上。第一次做正念練習時，你可能很難保持專注，腦海中有很多雜念，憂慮也不斷襲來。全都沒關係。你只要平靜地注意這些想法，看著它們進入你的意識然後離開，接著你再回到原先注意的那件事情上。一段時間後，你會發現自己能夠放下那些干擾，進入正念區，並輕鬆地停留在那裡。

由於正念也是一種調節感覺、輔助矯正不健康模式的好技巧，因此近年來逐漸受到大眾歡迎。而且，現在我們比以往更需要正念。新型冠狀病毒大流行所帶來的長期壓力，導致了許多糟糕的應對機制，例如：飲酒頻率增加和暴飲暴食。事實上，美國心理協會在2021年進行的民意調查顯示，61％的成年人在疫情大流行期間，經歷了預料之外的體重變化，通常是體重增加。報告顯示，受訪者平均體重增加了29磅，報告同時也指出，近1/4的成年人為了應對壓力，他們會喝更多的酒。[6]正念和靜心可以減輕導致這些不健康行為的壓力。

　　有正念練習要有效，關鍵是每天執行，至少盡量有規律地執行。你生活中造成壓力的事情仍然存在，真正可以改變的，只有你看清問題的本質，並更懂得應對問題的能力。

　　正念和靜心有助於減輕壓力，讓你感覺更平靜、更快樂，而這種心理狀態對你的微生物群也有益處。許多研究一致表明，壓力荷爾蒙會破壞體內微生物群中短鏈脂肪酸和其他抗發炎化學物質的產生，還會影響神經傳遞物質的產生和調節功能，並使腸道屏障更具滲透性。當你規律地靜心，你可以調節自己的壓力反應，減少產生壓力荷爾蒙的數量，進而降低慢性發炎，恢復腸道屏障功能。[7]

　　幾10年來，胃腸病學家一直建議腸躁症患者要減輕壓力，如同我們所知，減少壓力通常有助於減輕症狀，儘管目前還沒有大量的研究資料來支持這點。2017年，一項可靠的研究指出，透過可衡量的結果，而不是只有患者的自我回報，正念確實可以改善症狀。這項研究調查了75名有腸躁症的女性，其中有一半被隨機分配到每週8次的正念訓練課程，剩下的人則是參加了互助小組。3個月後，完成正念訓練的患者，腸躁症狀嚴重程度明顯減輕、生活品質提高、心理壓力減少、內臟焦慮指數（腸胃不適引起的焦慮）減少。而參加互助小組的女性，改善情況要小得多。[8]

3種常見的靜心方法

　　靜心是一個廣泛的概念，我認為基本上就是任何可以幫助你集中注

意力、平靜思想和放鬆的活動。最重要的是，要有規律地去執行，如此一來，你才可以很容易地進入靜心狀態。甚至，毛線編織也可以是一種靜心活動。對某些人來說，只要有一段安靜的獨處時間，讀一本書就足夠達到放鬆效果了。

我建議多嘗試一些靜心練習，找到一個或多個真正對你有用的方法。一個常見的方法是引導意象：你先安靜坐著，然後想像一個能讓你放鬆的地方或情景，這方法對某些人很有效。真心想像讓你快樂的地方，包括環境的氣味和你置身其中的感受。

另一個很好的練習是感恩靜心。想著生活中你所有感恩的事情。這是一個有用的方法，可以找到其他觀點來看待你生活中的壓力源。當你看到壓力源與你所要感恩的一切有關時，壓力就不那麼重要了。這種方法不但有助於緩解憂鬱症狀，還被證明可以降低發炎標誌物和壓力荷爾蒙。[9]

蠟燭靜心是另一個簡單改變靜心步驟的方法（同時也是個好時機去使用別人送你的香薰蠟燭）。你所要做的就是關閉或調暗燈光，舒適地坐著，把點燃的蠟燭放在你面前，接著把目光集中在搖曳的燭光上，注意你的呼吸。如果思緒跑掉了，重新集中注意力。持續做約5分鐘。

意想不到的禪宗角落——後院

除了我們在「家庭健身房」一章中討論過的，散步對健康的積極影響之外，散步也是一種很好的靜心方式。在宜人的環境中安靜地散步，

本身就是一種放鬆活動。當你專注於走路的節奏時，就像你在靜坐時專注於呼吸一樣，你可以將思緒從周圍的壓力中轉移出來，專注於當下。最理想的狀況是直接到戶外走走。花點時間置身在大自然中對你好處多多，日本人用一個詞來形容：森林浴。沐浴在樹木或綠色空間中也有健康益處，例如：增強免疫系統、降血壓，提高注意力。[10]

正向的自我對話

　　自我對話就是與內在的自己對話，就像你平日原本就會做的事。當你跟自己對話，你說的話會很有啟發性。腸道修復中的一個重要步驟，就是拋棄自我批評。負面的自我對話，也就是你批評和質疑你自己，會導致悲觀的人生觀、焦慮和憂鬱。負面自我對話通常會變成有害想法和擔憂的無止盡迴圈。正向自我對話，你鼓勵和支援你自己，這也是擁有樂觀的人生觀和成功管理壓力的重要課題。

　　當你聽到自己內心的聲音陷入負面想法時，一種改變大腦思考方向的技巧，就是想像一個鮮紅色的停止標誌。這幅生動的畫面可以向大腦發出信號，讓你停止糾結於痛苦的事情，給你機會去想一些更正向的事情。自我肯定是另一個重要的好處。雖然聽起來很俗氣，但每天早上在你照鏡子整理儀容的時候，讚美一下自己，大聲說出來。讚美可以是很小的事情，例如：「你的眉毛很好看」，也可以是很大的事情，例如：「你是很好的傾聽者」。另一個不錯的句子，尤其是你正在經歷一段艱難的時期：「你已經做到最好了」。

最後，我們來談談治療。當了胃腸病學家20年的時間，我怎麼可能不欣賞正向自我對話的好處呢。我見過、治療過無數的患者，無論是他們的腸道還是心理健康問題，對我的許多患者來說，學習處理他們的症狀、減少促使症狀惡化的壓力，**認知行為療法**（Cognitive Behavioral Therapy）真的幫助很大。認知行為療法是一種心理療法，幫助你認識負面行為和思維模式，並學會以更正向的方式重新構建它們。基於這一觀點，我們的想法導致我們的感覺和行為，這也表示你可以改變自己的想法，讓自己感覺更好，即使情況沒有改變。這就是為什麼，認知行為療法對我的腸躁症和發炎性腸道疾病患者如此有用。認知行為療法幫助他們更接受自己的疾病，並學會集中智力和體力來成功地控制它。當患者開始認為是自己在控制疾病時（而不是反過來），他們的壓力值會大大降低，症狀通常會改善。我很喜歡認知行為療法，原因在於患者治療之後的成效快速顯現，而且課程中學到的東西會一直陪伴他們，達到長期效果。我也支持認知行為療法在消化問題的科學證據。許多高品質的調查研究了認知行為療法（特別是針對腸躁症），並發現其確實有效。[11]

在不同的情況下，治療大多有用，然而你能做出最聰明、最堅定的決定之一，就是接受心理健康專家的治療。事實上，前幾天我的一位女性友人告訴我，她不相信沒有接受心理治療的男人。所以，如果你認為你能從中獲益，那就去做吧。我自己也做過，而且從不後悔。在你的禪宗角落裡，安排一位訓練有素、不帶偏見的幫手，可能就是你需要的修復工具。

🧰 家庭的腸道保健醫藥箱

- **請安靜**。手機一直發出聲響的話，你不可能放鬆下來。關掉所有的通知鈴聲，除了那些真正重要的，這樣你才不會每5分鐘被打擾一次，也不會有壓力。你可以設置定期查看各種App的時間，而不是被它們牽著鼻子走。

- **找到你的葡萄乾**。為了改善平時靜心練習的節奏，你可以嘗試葡萄乾靜心法。把一顆葡萄乾放在面前，想像自己從未見過或嘗過葡萄乾。把注意力集中在葡萄乾上，探索它的每一個面向。看起來、摸起來、聞起來怎麼樣？然後吃葡萄乾，慢慢地咀嚼，味道如何？你用葡萄乾（或其他方便取得的小塊食物）來將注意力從周圍的壓力源上轉移開來。這也是正念進食的概念，你放慢進食的速度，密切關注每一口食物的感受。

- **吃黑巧克力**。一項研究表明，連續2週每天吃1.4盎司（約40克）的黑巧克力，會降低人體內皮質醇和**兒茶酚胺**（Catecholamines），從而使處於高壓力的人減輕壓力。[12]黑巧克力也被證明對微生物群有類似益生元的作用，可以促進有益細菌的生長。[13]除了有益於腸道、緩解壓力，絕對也有益於味蕾。

- **堅持到底**。在牆上或鏡子上貼一張勵志貼紙，上面寫一些自我肯定的資訊，可以對你的日常情緒產生驚奇效果。聽起來有點傻，但相信我，真的很有效。

- **做自己的閨蜜**。遠距離的自我對話，就是你和自己對話的方式，彷彿在和另一個人說話一樣，這對打破負面迴圈非常有幫助，對自己的想法產生多一些觀點。我們對自己的要求，往往比我們對待朋友時的要求要嚴厲得多。

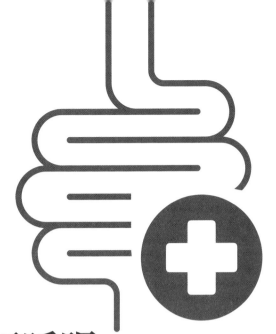

第八章
臥室——好睡眠
順應腸道晝夜節律

如果上一章所有的禪宗對話，讓你有了躺下來休息的心情，那麼你正好來到一個完美的空間：臥室。你一天大約有1/3時間待在臥室，所以臥室是腸道修復重要的空間之一。

多虧了睡眠革命，我們現在知道休息對身體有多重要，是的，我指的是腸道健康。睡眠好，消化能力和腸道就運作得好。反之亦然，你辛勤工作的總承包商晚上可能無法下班。腸道微生物群與睡眠之間的聯繫真實存在，你可以好好利用。

但是，即使我們知道睡眠有多重要，有很大一部分人只停留在「夢想」著（原諒我的雙關語）睡個好覺。在疫情大流行期間，這種人甚至還增加了，隔離、居家工作、經濟不安全感，以及日常生活被打亂所造成的壓力，導致許多人患了「新冠失眠」（Coronosomnia）。[1]

不打盹，你就輸了

當生活變得忙碌、24小時都不夠用的時候，你最可能拋棄的第一件事就是睡眠。你會給自己找藉口，說第二天晚上會早點睡，週末也可以賴床，或說：「死後多的是時間睡覺。」我不想打擊你，但如果長期睡眠不足，死亡可能會比你想像的更快發生。

成年人通常每晚需要7到9小時的睡眠。睡眠時間因人而異，有些幸運兒的睡眠時間短，每晚睡7小時不到就足夠了，有些人則需要睡超過9小時，精神才能完全恢復。你應該知道自己需要睡多久，醒來之後才能精神充沛，為新的一天做好準備。然而，在1週的大部分時間裡，你可

能都沒有睡到理想的時間。至少有1/3的美國成年人沒有足夠的不間斷睡眠，大約有5,000萬到7,000萬的美國人有睡眠障礙，例如：睡眠呼吸中止或慢性失眠。[2]

所有缺乏睡眠的廣義詞彙是「睡眠不足」，發生在你沒有充足的睡眠（睡眠剝奪）、當你與晝夜節律不同步，或在錯誤的時間睡覺時。沒有高品質的睡眠或沒有充足的睡眠四階段（入睡、淺眠、熟睡、快速動眼四階段），也是睡眠不足的另一個常見原因。另外，睡眠障礙也經常會讓你難以安穩入睡。

總體來說，睡眠不足會增加罹患心臟病、腎臟疾病、高血壓、糖尿病、中風、肥胖、認知障礙和某些癌症的風險，以上只是列舉出其中一些疾病而已。

睡眠不好對健康的另一個影響是新陳代謝。如果你的睡眠模式一直不規律，每晚沒有大約在同一時間入睡，但第二天早上卻都在大約同一時間醒來，你可能有代謝紊亂的問題，例如：肥胖、高血糖、第二型糖尿病和高膽固醇。最近一項研究指出，你在床上睡覺的時間只要變化1小時，你得到代謝紊亂的風險就會增加27％。[3]

我們也剛從科學研究中了解睡眠的另一個重要功能：伴隨著年齡增長，睡眠與認知能力下降之間有所關聯。大量研究顯示，與睡眠充足且品質較好的老年人相比，那些睡眠品質差或睡眠不足的老年人，得失智症和死亡的風險會增加。對經常每晚睡眠不足5小時的人，風險更大了。[4]當你熟睡不做夢時（第二和第三階段睡眠），一種叫做微膠細胞（Microglia）的大腦免疫細胞，正忙著清除大腦中的神經垃圾。微膠細胞可以清除白天累積的毒素，有助於防止阿茲海默症的蛋白質斑塊和糾

纏形成。與此同時，睡眠中的大腦會讓脊髓和大腦中的體液排出毒素。所以，如果你的深度睡眠階段不充足，大腦就不能完整地清除垃圾，而你患神經退化性疾病的風險就會大增。[5]

為什麼要睡覺？

對健康來說，睡眠就像食物和水一樣重要。事實上，你每天晚上睡覺的時候，身體都在進行一次迷你修復。你可能只是打個盹，但你的身體正忙著修復或清除受損細胞，釋放生長和修復的荷爾蒙（以及與飢餓和食欲相關的荷爾蒙），並建立你醒來時的能量值。在你的大腦中，睡眠幫助你建立長期記憶、處理和儲存新資訊。睡眠也是你清醒時高執行力的關鍵：你需要充分休息，才能集中注意力、解決問題、專心致志、做決定和調節情緒。

你的睡眠－清醒週期，由兩個內在生理時鐘控制：晝夜節律和睡眠－清醒恆定性。晝夜節律是一種生理和心理過程，以24小時為週期，對光明和黑暗做出反應。睡眠恆定性是睡眠的驅動力，取決於你醒著的時間。在大約24小時的週期中，這兩個內在的生理時鐘交互作用，告訴身體什麼時候睡覺，什麼時候醒來，還控制著其他功能：體溫、荷爾蒙釋放和新陳代謝。睡眠－清醒恆定性與你的生理時鐘同步工作，追蹤你醒了多久，並告訴你該睡覺了。在你清醒的每一個小時裡，體內平衡的睡眠驅動力都會增強，直到你最終屈服，上床睡覺。這兩種生理時鐘都會對環境線索做出反應，尤其是光線，讓你在早上自然醒來，也協助你

一天中警覺性的自然起落。

大多數人的睡眠－清醒週期，都與24小時的晝夜週期同步。然而，很多因素會擾亂你的睡眠－清醒週期，包括：壓力、輪班工作、時差、疾病、疼痛、某些藥物、睡眠環境（例如：打鼾的伴侶），以及你在睡前幾個小時的飲食。

褪黑激素和你的睡眠

你身體的生理時鐘，每天早上都會被身體的中央時鐘重新設置，這是由你眼睛後面的一小團腦細胞，叫做**上視神經交叉核**（Suprachiasmatic nuclei）所控制。當太陽下山時，你已經清醒了一段時間，上視神經交叉核感應到黑暗，並向大腦中的松果體發出信號，開始分泌褪**黑激素**（Melatonin）。這種激素只在黑暗中產生，當你暴露在強光下時就會停止。

松果體中的褪黑激素調節睡眠－清醒週期的時間。隨著晚上睡眠壓力的增加，褪黑激素會使你身體的系統和過程同步，讓你感到昏昏欲睡。血液中褪黑激素的含量逐漸增加，在凌晨2點到4點之間達到高峰，然後逐漸減少。隨著太陽升起，你的身體停止產生褪黑激素，開始釋放皮質醇讓你清醒過來。

褪黑激素補充品可以幫助睡眠嗎？如果你在正確的時間，服用高品質的補充品，可能會有效果。尋找信譽良好的製造商產品。標籤應該有美國藥典委員會（USP）或美國國家衛生基金會（NSF）標章認證，以及

〈現行良好生產規範〉（cGMPs）聲明。最好在睡前2小時左右服用，通常的劑量是1到3毫克，這段時間你的身體會開始自然地分泌褪黑激素。

腸道裡的睡衣派對

就像你有生理時鐘一樣，生活在你腸道中的細菌也有生理時鐘。你的腸道微生物群的晝夜週期，與你的睡眠－清醒週期，以及飲食節奏有關。當你的睡眠－清醒週期被打亂時，飲食節奏通常也會被打亂。其運作原理是：你需要充足的睡眠來調節你的飢餓荷爾蒙，尤其是瘦體素和飢餓素。當你睡眠不足時，讓你感到肌餓的飢餓素值會上升，而告訴你已經飽了的瘦體素會下降。所以，你總覺得餓，而且由於你醒著時間太長，多了很多額外時間來暴飲暴食。[6]不僅如此，睡眠不足還會刺激我們對高熱量、高糖和高脂肪食物的渴望，讓我們把這些食物視為一種獎勵。[7]

有同感的請舉手，我知道我就是這樣。在我當實習醫師時，每天24到36小時不睡覺是常態，在長時間輪班過後，我的早餐是一份巨大的雞蛋、香腸和起司三明治配牛角麵包。我疲憊的身體渴望大量的食物，不幸地，是不健康的那種。

當你睡眠不足時，通常會吃很多高熱量、低纖維的垃圾食品，而且你會在正常用餐時間之外吃這些食品。你的微生物群不喜歡這樣，它們可能會讓你腹瀉或便秘、脹氣或腹脹。醫護人員、急救人員和其他人對睡眠中斷如何影響微生物群非常熟悉，以至於它有一個名字：夜班肚。

你可以克服1或2週夜班引起的消化不良，但隨著時間推移，睡眠過少或睡眠紊亂引起的混亂，會導致菌叢失調、全身發炎，甚至可能出現腸漏症。[8]

經常睡眠不足導致飢餓和壓力暴飲暴食，最終你的體重增加了。但災情不止如此，甚至還會進一步擾亂睡眠，例如：睡眠呼吸中止和胃食道逆流。

過往問診經驗中，我看到許多患者的消化問題，在我們針對睡眠進行治療後，有了顯著的改善。任何因壓力而惡化的消化問題，例如：腸躁症，藉由改善睡眠也能獲得改善，因為更好的睡眠表示產生的壓力荷爾蒙較少，更好的睡眠同樣能幫忙解決與微生物群和發炎有關的腸道問題。這算是間接的好處，因為睡得更好，飲食也更健康、更有利於腸道平衡。當你睡眠的晝夜節律與腸道的晝夜節律同步時，消化症狀就會趨於平穩。

不過，睡眠不足則會直接影響你的微生物群。大約60％的腸道微生物會隨著明暗晝夜節律的不同而變化，有些物種的數量會增加，有些則會減少。這表示你接觸到的不同腸道細菌及其代謝物，一天中的數量會有所波動。研究人員認為這是一個有趣的現象，可以用來解釋為什麼有些人會失眠，以及為什麼在某些情況下，疾病的症狀在一天之內會時好時壞。[9]例如：有嚴重憂鬱症的人，通常在早上感覺很糟，而晚上則好一點。一些早期的研究也探討了益生菌對睡眠的影響，結果看來前景充滿曙光。[10]

消化和睡眠

就像睡眠不好會導致消化問題一樣，消化問題也會導致睡眠不好。我見過很多患者都有胃酸倒流或胃食道逆流的症狀，幾乎每個人都會偶爾出現胃灼熱，導致晚上睡不著覺。這是你週二和一群人去吃墨西哥捲和龍舌蘭酒的代價。一般來說，你可以用非處方藥物來治療這種胃灼熱，甚至打個飽嗝就會好了。但胃食道逆流是另一回事，它會讓你夜夜不成眠，嚴重剝奪睡眠品質。當你上床睡覺時，胃食道逆流會變得更嚴重，因為你一躺下來，重力無法把胃酸留在原本應該待的地方。所以胃酸很有可能進入食道，引起灼燒和不適。

對患者來說，除了改變飲食習慣，我還推薦一些可以改善睡眠的DIY方法。第一步是在睡前至少3小時內避免進食，這樣躺下來睡覺的時候，胃裡的食物就不會壓迫食道括約肌（位於胃和食道之間）。這步驟有助於減少當括約肌罷工時，胃酸回流到食道的狀況。不要吃那些會導致胃酸逆流的食物（和酒精），放下那些炸莫札瑞拉起司條吧。（詳見第三章「廚房」）

第二步是將床頭抬高至少15公分。你必須把床體抬高，光是用枕頭來抬高你的頭是沒有用的，而且你可能會在早上醒來時，發現脖子落枕了。

第三步是翻左側睡，透過對J型胃的上部施加壓力，防止食物壓迫下食道括約肌，有助於減少逆流。[11]

胃食道逆流影響睡眠的另一種方式，與其是否與阻塞性睡眠呼吸中止症有關，這種疾病會使你的呼吸變得非常淺，甚至在你睡覺時呼吸短

暫停止，這兩種情況同時出現的機率約為60％。身為一名胃腸病學家，我只治療胃食道逆流的部分。不過，許多患者發現當胃食道逆流控制得很好時，他們的睡眠呼吸中止症也得到了改善，反之亦然。

時差

時差發生在你的晝夜節律與當地的晝夜模式不同步的時候。這是跨時區旅行者身上很常見的現象。我們認為這是睡眠－清醒問題導致的失眠，但正如你可能有過的經歷，時差也會擾亂你的消化系統。時差與菌叢失調有關，可能由於飲食模式的改變，但也與腸道微生物群的晝夜節律中斷有關。[12]為什麼會有這種現象呢？在奇怪的時間感到飢餓，或者在意想不到的時間急需上廁所，這兩種情況都可能困擾你的睡眠。為了避免發生嚴重的消化症狀，飛行期間一定要適時補充水分。登機前，不要光顧機場的速食連鎖店，找一家有不錯沙拉吧的店。多喝白開水，不要攝取咖啡因和酒精。到達目的地之後，你可以藉由繼續避免油膩的食物、過量的咖啡因和酒精來限制時差對腸道的損害。我發現白天到戶外運動，可以幫助我更快地調節生理時鐘與當地時間同步。服用褪黑激素補充品也可以幫助你克服時差，但請記住，褪黑激素不是安眠藥，其作用是讓身體系統為睡眠做好準備。很多褪黑激素產品的品質很差，大多是透過安慰劑效果來發揮作用，而沒有給你任何有意義的激素。

失眠

每個人偶爾都有睡不著的時候，一開始可能因擔心某事而輾轉反側。然後在某個時刻你設法睡著，但很快就醒來。隔天早上起床，你疲憊不堪、精神萎靡，可能掙扎著度過這一天。但當天晚上，你在平常睡覺的時間上床，甚至提早一點，結果一夜好眠。這就是所謂的急性或短期失眠，通常只持續1到2個晚上，但也可能持續更長時間。當失眠每週至少發生3次，持續至少1個月，就被歸類為慢性失眠。

慢性失眠可能與腸胃問題密切相關。大約有1/3的胃腸道疾病患者說他們也有慢性失眠。[13]消化系統不舒服，加上對症狀的焦慮，真的會影響睡眠，並對微生物群造成損害。我幫助患者控制疼痛和不適（以及它們引起的壓力），如此一來，他們就能睡得更香。我很少開助眠藥，藥物的作用時間很短，而且有一些明顯的副作用。對於長期失眠的患者，與受過失眠專業訓練的認知行為治療師合作會很有幫助（請回到第七章了解更多）。通常，當你失眠的潛在壓力源消失之後，失眠也會自然消失。你可以透過很快就能學會的睡眠技巧來加快改善速度。

小睡

如果基於某些原因，你晚上睡得不好，第二天可能會困倦、易怒，強烈地想吃很多垃圾食品（這要歸功於飢餓激素的改變）。即使你睡得很好，仍然可能發現自己在起床的大約8小時之後才擺脫睡意。這是睡

眠壓力開始累積的時候，睡眠壓力是身體一天當中，能量自然起落的一部分。清醒的時間愈長，睡眠壓力愈大，進入睡眠時，睡眠壓力就會減小。經過一夜高品質的睡眠之後，睡眠壓力值最低，然後在你醒來之後開始重新累積。

所以，大約到了下午3點左右，很多人發現小睡一會兒可以克服精力不振，度過剩下的一天。

理想的小睡時間在10到20分鐘之間，足夠令人神清氣爽，也不會長到進入深層的睡眠階段，導致醒來大腦昏昏沉沉。小睡的目的是補充精力、效率提升。至於最佳的小睡時間，通常在早上起床到晚上正常就寢之間，大多在你精力不振的下午晚些時候。有經驗的小睡者（我們相信，本書讀者們至少有一位是小睡界的佼佼者），即使所處環境不理想，也可以在任何地方快速入睡，但如果可以的話，在涼爽、黑暗和安靜的地方小睡。

如果你不喜歡小睡，或無法在一天當中小睡一會兒，那麼運動一小段時間也可以帶來同樣的充電效果（回到第六章「家庭健身房」）。

睡覺的基本知識

隨著夜幕降臨，你的身體開始告訴你該準備睡覺了。遺憾的是，我們傾向於忽略這些資訊。我們沒有放慢腳步，而是繼續工作、玩遊戲、看電視，強迫自己在額外的1到2小時裡保持清醒。所以，在你終於爬上床準備睡覺時，你無法完全關閉你的大腦來安穩入睡，相信大家對這結

果不會感到意外。

　　晚上想睡個好覺的最好方法，是遵循一些經試驗且有效的基本睡眠習慣。我在這裡給出了很多建議，背後都有科學根據[14]，但也有一些常識。嘗試一下，看看哪些適合你：

- **有固定的睡眠時間表。**每天晚上在同一時間睡覺，每天早上在同一時間起床，包括週末。睡到自然醒聽起來很棒，但週六早上躺在床上度過，反而可能導致接下來幾天的淨睡眠不足。

- **把電視、智慧型手機、電腦、平板電腦和電玩遊戲拿出臥室。**在你翻白眼之前，這點絕對可以做到，且聽我說：你要避免接觸來自螢幕的藍光，藍光會影響褪黑激素的分泌，擾亂你的晝夜節律。想放鬆，可以閱讀紙本書。但如果你真的做不到，至少把這些裝置都關機。

- **至少在睡覺前3小時不吃大餐、不喝含咖啡因和酒精的飲料。**如果你對咖啡因敏感，那就早點戒掉。

- **每天運動30分鐘，最好是在戶外。**白天做體能訓練可以幫助你晚上更容易入睡。暴露在日光下，可以保持你的晝夜節律和褪黑激素的分泌。有些人喜歡在睡前運動增進睡眠品質，這習慣因人而異，有些人運動過後會因為過度興奮而無法入睡。如果非要在晚上運動，做一些溫和的運動，例如：伸展運動或瑜伽，這樣比較能放鬆。

- **睡前使用一些放鬆技巧來減輕壓力，讓身體放鬆。**睡個好覺的關鍵，是上床之前就開始放鬆。睡前1小時開始放慢晚上的活動節

奏，可以使用放鬆技巧來降低壓力，放鬆身體。試著使用睡眠放鬆App，或使用第七章「禪宗角落」裡的技巧，找到讓大腦安靜下來的方法。

甜美的夢

焦慮絕對是睡眠殺手。如果你發現自己在睡覺前壓力很大，試著在枕頭下放一個憂慮娃娃。憂慮娃娃來自瓜地馬拉的民間傳說，睡前把你的煩惱告訴這些小玩偶（一個娃娃只給一個憂慮），然後把玩偶放在枕頭下。當你醒來時，憂慮娃娃已經帶走了你的煩惱，取而代之的，是你處理煩惱所需的智慧。在我兒子還小的時候，這種方法非常有效，所以我自己也開始這麼做。如果娃娃不適合你，你也可以在睡覺前簡單地記下你的擔憂，把擔憂轉移到日記上。

還記得小時候搖籃曲如何幫助你入睡嗎？試著給自己來一首伴著音樂的搖籃曲。聽輕柔的音樂可以刺激多巴胺的釋放，降低皮質醇[15]。古典音樂是一個不錯的選擇，但也有很多很棒的App提供你喜歡的各種音樂。你選擇的音樂節拍最好每分鐘落在70到100下的範圍內，這個節拍模仿了你的心跳頻率。

臥室裝修

改變臥室環境可以幫助你獲得更高品質的睡眠。

這一切就從臥室的中心位置開始：床。更確切地說，是床墊。你的床墊彈簧是否鬆垮凹陷，還是有糾結突起？超過5年了嗎？一旦出現上述狀況，很可能床墊需要更換（或至少翻面），但怎麼選擇床墊呢？你應該選擇傳統的內彈簧，還是記憶泡棉、乳膠、混合版？

這裡沒有一定的答案，盡量多看看，選擇你覺得最舒服那一款。在床墊上鋪上透氣的全棉床單、枕套和輕便、涼爽的毯子，可以防止晚上過於悶熱。買一些品質好的枕頭，好用程度取決於個人，你的枕頭可能和你的床伴不一樣，一定要根據自己的喜好做選擇。

下一個改造重點是窗戶。在黑暗的房間裡睡眠品質最好，所以你需要有效阻擋光線的百葉窗或窗簾。如果你上大夜班，表示睡眠時間在白天，那麼遮光窗簾尤其重要。你可能需要遮光罩或厚重的窗簾布料來封閉光線縫隙，這些窗簾用品的效果都很不錯，只是可能與你的臥室裝潢不搭。你也可以試試遮光眼罩。

或者你可以像我在醫學院時那樣：睡在衣櫃裡。這故事真實發生在我讀醫學院的最後一年，我住的公寓裡正好有一間相當大的步入式衣櫃。因為我喜歡睡在完全黑暗的環境，加上我排了很多夜班，白天必須補覺，所以我決定在衣櫃的地板上放一張小床墊，把衣櫃當成臥室。雖然這做法對我的感情生活沒有什麼神奇的作用，但就睡眠品質而言，衣櫃如同魔法般神奇。黑暗絕對有好處！

再者，身體在夜間偏好涼爽的環境。事實上，一項研究顯示，高品質睡眠的最重要因素之一，是臥室的溫度。對大多數人來說，理想的室溫在18度左右（上下加減幾度）[16]。調低恆溫器的溫度，並根據需要使用電風扇或冷氣。如果你覺得臥室有點冷，可以考慮穿襪子睡覺。很性感，我知道。一項研究指出，在溫度較低的房間裡，穿襪子保暖可以幫助人們更快入睡，睡得更久。[17]

溫度的祕訣

如果你正處於圍停經期或更年期，夜間潮熱和盜汗可能會影響你的睡眠品質。如果你沒有改造臥室，讓夜間室溫更涼爽，現在是時候改變了。你也可以藉由避免晚上攝取酒精、咖啡因和辛辣食物來減少夜間潮熱（有嚴重潮熱和盜汗的女性必須完全避免酒精）。現在有人正在研究，以益生菌做為減少潮熱、盜汗和其他煩人的更年期症狀（例如：陰道乾燥）的補充品。有用嗎？我們知道雌激素和其他類固醇激素會與腸道細菌交互作用，最近一項研究確實指出補充乳酸菌的益處。我們需要對此進行更多的研究。[18]不過，益生菌無法恢復你失去的雌激素，但可能在其他方面幫得上忙。

　　臥室保持安靜確實是一大挑戰。我說的可不是打鼾的伴侶（我當然不是指你）。正規的臥室隔音是一項重大的建設工程。其中比較簡單的做法包括軟化表面，例如：硬木地板加上吸音地毯；窗戶上的厚窗簾有助於阻擋交通噪音；密封門板周圍的縫隙也很有用。

　　有時候，對付臥室噪音最簡單的方法，就是用更多噪音來對抗它。白噪音（white noise）涵蓋了所有可聽頻率的雜訊，能量平均分布在同一頻率上，使其產生穩定的嗡嗡聲，掩蓋其他噪音，例如：交通雜音或另一個房間的電視聲。風扇或嗡嗡作響的冷氣也是白噪音。還有棕色噪音，頻率比白噪音低，聲音更低沉，例如：隆隆的雷聲也能助眠。無論你喜歡哪種，你都可以買到便宜的白噪音桌面裝置，發出白噪音或其他舒緩的聲音，例如：雨落屋頂上的聲音或海浪聲。

　　我喜歡早上被日出鬧鐘叫醒。日出鬧鐘模仿黎明的光照軌跡，逐漸照亮房間來喚醒你。你不會在黑暗的房間裡被刺耳的鬧鐘吵醒，你會自然醒來，看到「日光」，這有助於重置你一天的生理時鐘。你可以調整光線強度和持續時間，讓它完全為你所用。

臥室的另一項活動

　　臥室只能做兩件事：睡覺和做愛。你剛剛學會了如何調整你的睡眠習慣，所以現在，用Salt-N-Pepa的不朽之語，讓我們來聊聊性。我打賭你沒想到這本書會給你性方面的建議。好吧，確切地說，是不會，但實際上，性和你的微生物群之間有所關聯。（總承包商真的做到了！）

　　你可能還記得，快樂的腸道微生物群會在你的消化道中產生大量的神經傳導物質，也就是血清素。看到這裡你可能有點疑惑，血清素竟然會影響性生活。一些腸道血清素最終進入你的血液循環，被帶到身體的其他部位和大腦。在你的體內，血清素控制並改善流向生殖器的血液。這個區域的血液循環愈好，你的性反應就愈強。在大腦中，血清素會調節你的情緒，包括：性欲。當腸道、身體或大腦中的血清素下降，一切也會跟著下降，你的性欲也是如此。沒有什麼比腸胃脹氣、腹脹和突然想上廁所，更能降低性欲了，這些都是腸道微生物群不開心造成的。健康、平衡的微生物群，也與女性雌激素和男性的睪固酮較高有關。[19]

　　因此，藉由腸道修復來平衡微生物群，你可能感到自己的性欲提升了。說到提升，一些有趣的早期證據指出，腸道微生物群中某些類型的細菌，與勃起功能障礙的風險之間有所關聯。儘管，現在推薦益生菌做為勃起功能障礙的治療方法還為時過早，但在未來，那些神奇的藍色藥丸可能內含細菌而不是藥物。[20]

🩺 家庭的腸道保健醫藥箱

- **做出明智的選擇**。選擇適合你的床墊。你是仰睡的人嗎？選擇中等硬度的床墊。側睡嗎？考慮中等柔軟到中等硬度的墊子。趴著睡？找一個支撐性好的硬床墊。美國睡眠基金會的網站（https://www.sleepfoundation.org）有各式各樣的資訊幫助你做選擇，但親自試用是最好的選擇方式。雖然聽起來很瘋狂，但有些床墊業者甚至允許在店過夜試用床墊，幫助買家做

出正確選擇。

- **消除噪音**。白噪音可以阻擋讓你睡不著的聲音。如果旅行時沒有白噪音機的話，開個風扇或冷氣，或試試「睡眠聲音」（Sleep Sounds）和「放鬆旋律」（Relax Melodies）等免費App，內有一系列舒緩的聲音來幫助你放鬆。

- **洗去你的憂慮**。睡前洗個熱水澡或淋浴可以放鬆身心。在心理方面，你洗去了壓力；在生理方面，溫水可以舒緩和放鬆肌肉。另外，也有助於將體溫調節到更理想的睡眠溫度（洗熱水澡後你的體溫會冷卻下來）。

- **聞著香味進入甜蜜夢鄉**。在枕套上噴上舒緩的薰衣草噴霧，或其他能讓你放鬆的香味，你就能進入甜蜜的夢鄉了。

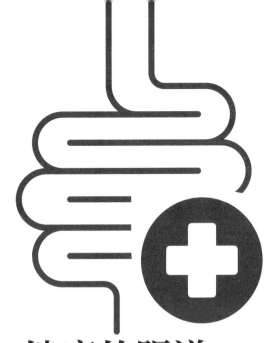

第九章
育嬰房──健康的腸道，
健康的寶寶

在新整修的臥室裡，享受能滋養身心的睡眠和刺激興奮的性愛，可能會為你帶來一個新的空間：育嬰房。既然你現在知道了微生物群在健康中扮演的關鍵角色，那麼從出生的第一天開始，或者實際上從第零天開始，說微生物群就是我們身心發展的關鍵因素，也就不足為奇了。就像孕婦一人吃兩人補一樣，微生物群同時對孕婦和寶寶起作用。由於嬰兒的微生物群在他們出生前就開始發育了，這正是腸道修復如此重要的原因。

如果你現在懷孕了或正在備孕，我敢肯定，你絕對會想了解孩子的微生物群如何影響他們的健康。即使你沒有孩子，也不打算生，你也曾經是個孩子，對吧？繼續往下讀，看看童年成長如何影響你的腸道健康，進而影響你的整體健康。更重要的是，現在開始學習如何彌補童年造成的健康負面影響。至少，撇開父母把你腸道搞得一團糟的方法，你還有機會學到正確的腸道修復法。我保證，腸道問題絕對可以挽救！

人體沃土——與細菌共生和平衡

女性成為人母之前，其實微生物群就已經影響著未來的孩子了。就像腸道和皮膚有自己的微生物群落和細菌群落一樣，陰道也有。陰道微生物群只包含大約300種不同的細菌種類，遠遠少於腸道中的細菌種類。陰道的主要細菌是乳酸菌家族，這些細菌的代謝物可以維持陰道的pH值。陰道的pH值通常在3.5到4.5之間，酸度大約類似柳橙汁的微酸程度。這可以保護陰道免受不友善的細菌和酵母侵害，因為這些細菌和酵

母喜歡在鹼性環境中會茁壯成長。

精子有自己的微生物群，喜歡在鹼性環境、pH值在7.0到8.5之間游泳。在性愛過程中，陰道內的pH值自然上升，內部環境更鹼性，保護游向卵子的精子，增加了受孕的機會。

因此，如果破壞了陰道或精子微生物群的組成，生育能力可能大受影響。也有另一種可能，如果你的陰道微生物群缺乏足夠的乳酸菌，不能保持在微鹼的pH值範圍內，使用口服益生菌可能有助於恢復微鹼的平衡狀態。[1]

我們的總承包商，腸道微生物群，也可以在生育中發揮作用。女性不孕最常見的荷爾蒙問題是**多囊卵巢症候群**（PolyCystic Ovary Syndrome）。一些研究顯示，腸道微生物群的改變與多囊卵巢症候群之間有所關聯。研究人員正在研究，改善微生物群的失衡是否有助於治療多囊卵巢症候群及其相關的不孕症。[2]

生產方式不同，寶寶的微生物群也不一樣

女性在懷孕期間身體會經歷驚人的變化，並影響體內所有的微生物群，包括：腸道、口腔、皮膚和陰道中的微生物群。在懷孕期間，陰道細菌會轉而涵蓋更多的乳酸菌種類。這可能是大自然保護女性和孕育中的嬰兒免受感染而導致早產。[3]

寶寶憂鬱症

大約10％到15％的女性，在懷孕期間（產前憂鬱）和分娩後（產後憂鬱），會感到憂鬱和焦慮。2017年一項隨機、雙盲、安慰劑對照研究（研究中的黃金標準）調查了423名孕婦。從懷孕2到3個月到分娩後6個月，其中一半隨機服用含有**鼠李糖乳酸桿菌**（Lactobacillus rhamnosus）的益生菌補充品，另一半服用安慰劑，這些女性和研究人員都不知道她們服用的是哪一種。在研究結束時，服用益生菌組報告的憂鬱和焦慮，明顯低於安慰劑組，非常神奇！

懷孕期間荷爾蒙的變化會改變腸道細菌的組成，影響腸道血清素的分泌，進而影響情緒，這種情況下，益生菌補充品可以幫助女性恢復一點平衡。服用益生菌補充品代替藥物的優點很多：簡單、便宜，而且不會傷害子宮內的嬰兒或哺乳期間的嬰兒。[4]

　　嬰兒的微生物群在出生之前就開始發育了。在分娩過程、嬰兒還在產道中的時候，會接觸到陰道的細菌。分娩之後，嬰兒會因接觸到母親的糞便而感染額外的細菌，我知道聽起來很噁心，但確實如此，而且這點很重要。擁抱和親吻會把來自母親皮膚和口腔的細菌傳給嬰兒。開始餵養母乳時，嬰兒將來自乳頭周圍的皮膚和母乳本身的更多細菌直接帶入腸道。從這些最早的接觸中，嬰兒的腸道微生物群會非常類似母親的陰道微生物群。記住，陰道有很強的乳酸菌優勢。

但如果嬰兒跳過陰道，直接從天窗裡出來了呢？在美國，大約30％的嬰兒是剖腹生產，因此他們不會立即接觸到來自母體陰道和糞便的細菌。相反地，他們的第一次接觸來自周圍環境，以及母親皮膚的細菌。研究顯示，剖腹產嬰兒的腸道微生物群，完全不同於自然產嬰兒。剖腹產嬰兒有一種類似於母親皮膚的微生物群，甚至是來自手術室的細菌。[5]

這兩種不同生產方式的細菌移生（bacterial colonization，也稱寄生或定植）差異，從出生到3個月最為明顯。當寶寶6個月大時，這些差異基本上就消失了。但由於，關鍵的前幾個月是嬰兒不成熟的免疫系統對威脅做出正確反應的關鍵時期，如果在這段時間腸道微生物群與母親相似，嬰兒就能更妥善地發育出健康的免疫系統，並做出適當的反應。如果腸道微生物群與母親的腸道微生物群不太相似，研究指出，嬰兒更有可能發生過敏，導致喘息、兒童哮喘、過敏性結膜炎（花粉熱）和異位性皮炎（濕疹）。剖腹產嬰兒在未來肥胖和罹患糖尿病的機率也比較高。其他與剖腹產相關的健康問題，包括：結締組織疾病、青少年關節炎、發炎性腸道疾病、免疫缺陷和白血病。[6]

早產兒也比較容易出現腸道菌叢失調，這使他們有更高的機率罹患壞死性小腸結腸炎這類嚴重腸道感染，尤其是如果他們住過新生兒加護病房。現在的研究指出，給這些早產兒補充益生菌，有助於預防這類潛在的致命併發症。[7]

母乳與配方奶對寶寶腸道的影響

如果你是一位新手媽媽，你會想好好整修育嬰房，包括一張舒適的護理椅或搖椅。為什麼？因為無論寶寶以何種方式出生，幫助他們培養強大的腸道微生物群的最好方法，都是盡量長時間地餵養母乳。餵養母乳似乎可以抵消剖腹生產的不利影響，並幫助寶寶培養一種更像自然產嬰兒的微生物群。[8]在很大程度上，這是因為母乳與寶寶共用了母親微生物群中的細菌，並且含有一種叫做**母乳寡糖**（HMOs）的特殊糖，這種糖特別有利於促進嬰兒腸道中有益細菌的生長。

有益細菌不但對嬰兒消化牛奶很重要，也能防止感染。事實上，出生之後的最初幾週，寶寶的免疫系統處於抑制狀態，因此有益細菌可以更有效地移生。與此同時，餵養母乳能夠將母親的**免疫球蛋白A**（IgA）抗體傳遞給寶寶，培養出更強的腸道屏障，以及更多具有保護力的腸道細菌。值得注意的是，來自母體抗體的益處會持續到成年。[9]

如果你無法餵母乳，或你需要用配方奶粉來補充母乳的不足，不要擔心，你仍然可以給寶寶的微生物群一個好的開始。先觀察腸道細菌，以母乳餵養的嬰兒，其腸道微生物群逐漸變成以雙歧桿菌家族成員為主，而配方奶粉餵養的嬰兒則雙歧桿菌較少，其他細菌種類更多。母乳中發現的母乳寡糖做為益生元可協助雙歧桿菌生長。為了盡可能地模仿這一點，現在許多嬰兒的配方奶粉都加入了這種複雜天然糖和菊苣纖維（可溶性纖維）的益生元。[10]

我不推薦益生菌補充品給3個月以下的新生兒，但3個月之後就可以添加到配方奶粉中。[11]最近，一項研究觀察了給新生兒補充一種恰如其

名的**嬰兒型比菲德氏益生菌**（B. infantis）3週，發現對嬰兒微生物群的有益影響可以持續1年。[12]

繼承來的重量

我那些超重的患者經常告訴我，肥胖是遺傳，他們的家族遺傳了肥胖基因。但這不只是基因問題，也是細菌問題。超重和肥胖女性的腸道微生物群有不同的細菌組合。與肥胖相關的微生物群，可以透過密切接觸和母乳餵養傳給孩子。挪威的一項研究指出，2歲時腸道中含有與肥胖相關的細菌，與12歲時超重之間有很強的關聯。那些受試兒童中，2歲時腸道微生物群的組成，解釋了50%以上的日後體重變化。[13]

泥土不傷人——
從小多接觸戶外世界可增加終身免疫力

身為一名胃腸病學家和兩個小男孩的母親，我希望我的孩子們髒兮兮。為什麼？因為在年輕時大量接觸細菌，可以建立強大的免疫系統和平衡的微生物群。在我們這個超級乾淨的社會裡，洗手液無處不在，孩子也不怎麼出外玩耍，許多人沒有足夠的機會接觸到來自周圍世界的各種細菌。他們正在發育中的免疫系統沒有定期的鍛鍊，也沒有學會如

何區分環境中的有害細菌和無害細菌。當孩子沒有機會接觸到這些環境時，就難以發展出強大的免疫系統來保護自己一輩子。相反地，他們的免疫系統傾向過度活躍和混亂，開始把無害的物質，例如：花粉和食品蛋白質，誤認為危險的入侵者並攻擊它們。換句話說，他們會過敏。[14]

「泥土對孩子有好處」（dirt is good for kids）的概念，最早出現在1980年代，當時兒童哮喘、濕疹和食物過敏的發病率開始飆升。與此同時，孩子們愈來愈常待在室內，而不是去外面玩耍，而且也愈來愈喜歡乾淨的環境、更常使用抗菌化學物質。

如果想要更多的證據來支持這個假設，我們可以看看托兒所發生的事情。去托兒所的嬰兒，比起在家看顧的嬰兒，在1歲內更容易生病。他們比較容易感冒、耳部感染和腸胃疾病，聽起來就像一場噩夢。但隨著年齡增長，他們生病的頻率會比沒有上托兒所的孩子還要低。這種保護作用至少持續到6歲，甚至可能更長。[15]

不過，衛生假說近期又有了新觀念。現在人認為，影響兒童免疫系統發育的更關鍵決定因素不是衛生和感染，而是接觸現代環境中比較少存在的有益細菌。這就是微生物群落假說：過敏性疾病（尤其是哮喘）的增加，與生命早期更常使用抗生素、腸道微生物群改變，以及1980年代以來飲食惡化所導致的菌叢失調增加有關。[16]今天，美國大約有550萬名18歲以下兒童有哮喘，約占該年齡層總人口的7.5％。

雖然我們知道腸道菌叢失調與哮喘風險增加有關，但目前還不清楚的是，用益生菌補充品來修復潛在的菌叢失調，是否有助於預防和治療哮喘。支持這觀點的研究還不夠扎實。[17]但嬰兒微生物群和哮喘之間的關聯很明確。加拿大的一項研究中，對嬰兒的微生物群落進行

了分類，結果顯示，如果嬰兒在出生後的100天內擁有豐富的四種特定細菌：毛螺菌（Lachnospira）、韋榮氏球菌（Veillonella）、普拉梭菌（Faecalibacterium）和羅氏菌（Rothia），那麼他們以後得到哮喘的風險會顯著下降。[18]

另一種常見的兒童疾病異位性皮膚炎（也稱為濕疹），使用益生菌來預防和治療的證據更明確了。濕疹影響了多達20％的美國兒童，導致皮膚乾燥、發癢和紅疹，一般常從嬰兒時期開始發作，在青少年時期消失。濕疹通常是「**過敏進行曲**」（Atopic March，如果過敏體質沒有調理好，長大後很也會罹患相關過敏性疾病）的第一步，這是一系列可能持續一生的過敏性疾病。首先是食物過敏，然後是花粉熱，然後是喘息和哮喘。有濕疹的孩子在未來得潰瘍性結腸炎等發炎性疾病的風險也會增加，而且更可能有多動症（Attention Deficit Hyperactive Disorder）的情況。濕疹通常是家族遺傳，有一些特定的基因與其相關。研究人員嘗試給孕婦服用益生菌，想預防嬰兒遺傳濕疹的可能性。他們的想法是，益生菌可以鎮定免疫系統，防止過度反應而引起的過敏症狀。有足夠的正向證據顯示，益生菌可以預防高風險嬰兒的濕疹，因此世界過敏組織（WAO）建議孕婦和哺乳婦女，以及奶瓶餵養的高風險嬰兒使用益生菌。[19]

另外，在動物農場長大的孩子，過敏風險較低，這結果可能是因為他們從嬰兒時期就接觸了動物過敏原。例如：阿米希兒童（Amish，是基督門諾教派的分支，以拒絕現代設施，過著簡樸的生活而聞名。）在沒有機械設備的老式農場長大。他們從出生起就經常接觸牛、馬和其他農場動物，而且哮喘發病率很低，甚至比現代在機械化農場長大的孩子低。和貓狗一起長大的孩子也有類似的情況。當孩子還是嬰兒的時候，

家裡的貓狗愈多，童年時期得到濕疹、花粉熱或哮喘的機率就愈低。[20]
其影響取決於劑量：動物愈多，風險愈低。做為腸道修復的一部分，添
加狗窩和貓抓柱吧！

狗窩

別忘了我們的毛小孩！就像你一樣，狗狗的腸道微生物群，可
能會因為吃了錯誤的食物（通常是吃太多人類的食物）、食物
過敏、感染病毒或食物中毒而失衡和腸洩漏。益生菌可以幫忙
安撫狗狗的消化系統，減少過敏反應，並減少強力狗屁的排放
量。益生菌對改善由壓力性結腸炎引起的狗狗腹瀉（例如：看
獸醫或寄宿動物旅館）、日常飲食的突然變化（例如：亂吃樹
林裡發現的東西，或偷吃餅乾罐裡的零食）、抗生素等都很有
幫助。[21] 益生元對狗狗的腸道健康也有幫助。例如：為了緩解
腹瀉症狀，可以在狗狗的日常飲食中加入幾勺普通的南瓜泥罐
頭（不加香料的南瓜派）。水溶性益生元纖維的好處，人與狗
狗皆受益，而且對便秘也很有效。

在益生菌方面，與其讓狗狗服用跟你一樣的益生菌，不如尋找
狗狗專用產品，或諮詢你的獸醫。你也可以試著在狗狗的日常
食物中，加入少量無糖的純優格。

自閉症和腸道微生物群

自閉症譜系障礙（Autism Spectrum Disorder）是另一種發病率持續上升的疾病。自閉症是一種發育障礙，也可能是由腸道菌叢失調引發。除了幼童早期出現的行為和語言發展障礙之外，有自閉症的幼童通常（多達70％）有腹瀉、腹痛、便秘和胃食道逆流等胃腸道症狀。一項研究指出，自閉症兒童出現腸道問題的可能性是其他兒童的4倍。[22]最近的另一項研究指出，自閉症兒童和成年人更有可能罹患發炎性腸胃疾病。[23]自閉症兒童腸道細菌失衡，一些有害細菌家族的數值高於正常水準，已經屬於典型的菌叢失調。[24]事實上，最近的一項研究觀察了72組家庭，對比自閉症兒童與其非自閉症兄弟姊妹的腸道微生物群落，發現二者有明顯的差異。這項發現相當驚人，因為受試的兄弟姊妹有著相似的基因、住在同一個家，所以他們可能有著相似的環境暴露和飲食。[25]

兒童的益生菌

益生菌確實可以幫忙改善一些常見的兒童疾病，雖然無法治癒，但可以緩解症狀，甚至縮短疾病的持續時間。

有急性腸胃炎（也被稱為胃病）的孩子，可以在常規治療（幾天的補水和休息）的基礎上補充益生菌。研究顯示，一些眾所周知的益生菌菌株，例如：羅伊氏乳桿菌（Lactobacillus reuteri）和布拉地氏酵母菌（Saccharomyces boulardii），可以將水樣腹瀉的持續時間縮短一天，

並減少糞便量，從而降低感染傳播的風險。病情縮短一天聽起來可能不多，但為人父母，我可以告訴你，光少一天就可以讓整個家庭輕鬆過生活，更不用說可以讓孩子在家休養，不必因脫水而住院。

你的家庭背景音樂是感冒咳嗽的聲音嗎？在2歲之前，孩子平均每年感冒8到10次。在幼稚園裡與他人分享細菌的話，每年會增加到12次。在寒冷的季節（10月至4月），每天給孩子服用2次益生菌，有助於減少孩子感冒的頻率，也可能縮短感冒的持續時間。[26]益生菌對減輕鼻塞和流鼻涕等症狀特別有幫助。[27]

你一定也不希望每次感冒或咳嗽，甚至每次耳朵感染，都給孩子吃抗生素。下這個決定並不容易。事實上，父母面臨最困難的決定之一，就是要不要給孩子服用抗生素。相信我，我能感同身受，沒有人願意看到自己的孩子生病或痛苦。我小兒子5歲時耳朵感染，看著他忍受這些病痛，我真希望自己能用一些強力的抗生素把他治好。但大多數耳朵感染是由病毒引起的，而抗生素無法殺死病毒。病毒感染很少會導致細菌感染，所以不需要預防性抗生素。知道了這一點，也知道抗生素的破壞性（並遵循兒童耳鼻喉科的指導）之後，我制止了這種衝動，讓感染自行清除。

你的小兒科醫師可以協助你判斷感染是病毒還是細菌引起的，並決定是否需要使用抗生素。在孩子出生早期，特別是2歲之前使用抗生素，可能導致孩子的腸道微生物群組成發生長期變化，影響他們未來的健康。孩子使用抗生素處方愈多，同時患有多種疾病的風險就愈大。[28]這種變化與哮喘、異位性皮膚炎、過敏、肥胖、發炎性腸胃疾病的風險增加，以及對某些抗生素有抗藥性有關。[29]

有的時候儘管存在風險，孩子確實會得到某種需要抗生素治療的疾病，小兒科醫師會建議你使用抗生素。如果是細菌感染，確實需要抗生素，但要注意副作用。大約1/10的孩子會有副作用，例如：嘔吐或腹瀉，嚴重的需要去急診室。[30]

在腸道中，抗生素既能殺死有害細菌，也能殺死有益細菌。這會導致腹瀉，是嬰兒和小孩身上最常見的副作用。你可以給孩子服用益生菌來恢復有益細菌，抵消腹瀉的風險。在一項綜合分析中，服用抗生素的時候也服用益生菌，可以降低50％以上的風險。[31]不過要注意一點：如果你同時服用益生菌和抗生素，抗生素會在益生菌起作用之前殺死它們。二者服用要間隔幾個小時。尋找含有許多不同物種的益生菌產品，而不要只吃某一種或幾種。

小小肚子，大大後果

為人父母，你想確保孩子的飲食是建立強大腸道微生物群的最佳選擇。在出生前3年，你的孩子吃什麼，將定調他們一生中微生物群的廣泛參數，有可能影響他們的短期和長期健康。沒有讓你感到壓力吧？

當嬰兒從以母乳為基礎的飲食，轉換到吃更多固體食物時，他們的微生物群會發生變化。另一組不同的細菌開始接管腸道，一些嬰兒時期的細菌數量減少了，這種差異在嬰兒2歲時就能察覺出來。到了3歲，孩子的微生物群開始與成年人的相似。到了4歲時，飲食對腸道微生物群的影響變得非常明顯。孩子們吃典型的美國飲食——高精製碳水化合

物、果汁和加糖飲料、兒童餐、大量零食和糖果——與那些吃少糖、多吃天然食物的孩子相比，細菌數量明顯不同。幼兒飲食中的精製穀物和糖愈多，微生物群的多樣性就愈少。標準的美國低纖維飲食可能會影響孩子的腸道微生物群，使他們增加過敏、發炎性腸道疾病和代謝紊亂（例如：肥胖和糖尿病）的風險。[32]

就像大多數成年人沒有攝取足夠的膳食纖維一樣，大多數孩子也沒有。（請回到第四章「浴室」，了解纖維為何如此重要。）飲食品質好、纖維含量高的孩子，其腸道微生物群的細菌多樣性也更豐富，增加鈣吸收的細菌也更多，這對強健骨骼很重要。膳食纖維還可能產生更多的短鏈脂肪酸，這對整體腸道健康和預防結腸癌很重要。[33]

好消息是，你已經知道如何餵養健康的微生物群，你在第三章「廚房」中學到該做和不該做的事情，也適用於兒童。實際上，從小遵循這些方法更重要，有了兒童所需的營養，就有機會預防一系列終身疾病，並促進最佳的長期健康。所以，全家人聚在一起吃有益腸道健康的食物（食譜在本書的末章），好好享受吧。幸好，大多數孩子喜歡並願意每天吃的益生菌食物是優格。只要確保你選擇不含過量糖、明顯含有活性菌的優格就行了。如果他們不喜歡吃優格，那就試試發酵牛奶飲料（例如：日本養樂多），這是我孩子學校同學最喜歡的飲品。

對孩子來說，運動和睡眠跟遠離電子設備一樣重要。在新型冠狀病毒大流行期間，這些事情特別有挑戰性，一不小心就會養成壞習慣。鼓勵孩子養成健康習慣的最好方法，就是以身作則。當你一直使用手機時，對你的孩子大喊大叫，要他們離開ipad是沒用的，尤其是他們大到認識「偽君子」這個詞（相信我，我也經歷過）。規畫家庭時間，擺脫

所有電子設備，一起從事體育活動。這就像外出散步15分鐘的計畫一樣簡單，這是一個可以提醒每個人，包括你自己，健康優先的好方法。

➕ 家庭的腸道保健醫藥箱

- **擁抱**。與寶寶進行大量的肌膚接觸，將有益細菌傳遞給寶寶。擁抱、親吻和餵養母乳，尤其是剖腹產寶寶。

- **精明購物**。孩子們的微生物群和我們的一樣，容易被抗生素破壞。購買不含抗生素的乳製品和動物產品，盡量減少孩子接觸抗生素的風險。

- **早期干預**。如果你的家族中有過敏病史，請和你的小兒科醫師談談開始給寶寶服用益生菌的正確年齡。益生菌可以預防兒童過敏，例如：異位性皮膚炎（濕疹）和哮喘。

- **讓纖維變有趣**。用「纖維點數」系統，把吃有益腸道健康的食物變成有趣的遊戲。給不同的食物分配不同的纖維點數，如果孩子吃到10個纖維點數就獎勵他們。

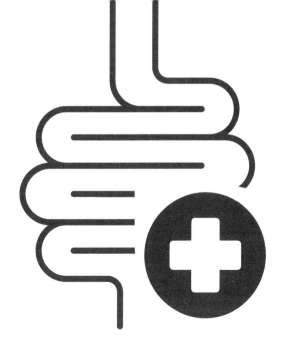

第十章

洗衣房──為你的家排毒

最後，我們要來裝修洗衣房。如你所知，重新裝修房子時，每個空間都包括收尾工程，就是要徹底清理乾淨。這邏輯同樣適用於你的腸道修復。畢竟，你不會在一塵不染的新家裡，到處亂丟髒衣服吧？當然不會。

即使你擁有世界上最好的習慣，也必須確保環境有利於你的健康。在本章中，你將學會清除那些會破壞腸道健康的有害毒素，而且你可能會驚訝地發現，這些毒素潛伏在你家裡和各種日常用品中。

有策略地清潔——學會與細菌和平共處

如果你因為沒有孩子而跳過第九章「育嬰房」，現在請回去讀。裡面我解釋了，為什麼太乾淨反而對你的免疫系統和腸道微生物群有害。但這並不代表你必須住在骯髒的房子裡，穿著臭臭的衣服，這只代表你得接受我們周圍、身上和體內都有細菌的事實。與其不斷地用刺激性的化學物質清潔，試圖消滅它們，不如選擇有策略地清潔，使用既能清潔又不會破壞內外環境的產品。

洗衣間翻新的時候，首先要更換的清潔產品，是抗菌肥皂和清潔產品。這些產品的廣告暗示了，藉由「殺菌」方式來保護你的家人安全，但事實上，沒有證據顯示它們在清潔皮膚和家庭清潔方面，比普通的肥皂和清水更好，反而有大量的證據指出，事實恰恰相反，含有抗菌化學物質的肥皂和清潔產品，實際上會導致非常嚴重的抗生素抗藥性問題。（我將在本章後面解釋，為什麼超級細菌的崛起如此令人擔憂，它們是

對抗生素具有高度抗性，甚至免疫的細菌。）

2017年，美國食品藥物管理局禁止了兩種最廣泛使用的抗菌成分：三氯沙（Triclosan）和三氯卡班（Triclocarban），以及其他大約15種抗菌產品。根據動物實驗，三氯沙會迅速改變腸道細菌的多樣性和組成，而製造商無法提供任何臨床證據，證明他們的產品比不含抗菌成分的普通肥皂效果更好。與此同時，美國食品藥物管理局還指出了另一個問題：我們不知道長期使用抗菌產品有多安全。製造商已經放棄了抗菌的聲明，並停止在消費品中使用這些化學物質，但仍然允許在醫院和診所等醫療場所使用。

該禁令於2018年生效，所以你家裡可能還有一些這類產品。如果你在包裝或標籤上看到三氯沙或三氯卡班的字樣，趕快拿去丟掉。

保留洗手液

我想請你丟掉所有舊的抗菌肥皂和清潔劑，但請不要扔掉含酒精的洗手液。從新型冠狀病毒大流行之初，雖然我們知道物品表面傳播不是最大的風險所在，但我們對洗手液有了全新的認識。許多人意識到，其實我們平常會把很多細菌和毒素帶進家裡，而且明明可以提前預防。這些產品在沒有肥皂和水的情況下，還是安全有效。不過，可能的話還是用肥皂洗手吧。

清潔產品和你的微生物群

如果一種清潔產品殺死了環境中的細菌，那麼它是否也會傷害你體內環境中的細菌，特別是你的腸道微生物群呢？是的，這是另一個好理由，讓你使用更安全的替代品，不要熱衷於清潔你身上和周圍的一切髒汙。你塗抹在皮膚上或吸入的任何物質都會被身體吸收，並影響腸道微生物群。例如：現在已知三氯沙會以發炎的方式影響腸道微生物群。[1]最近的研究還指出，嬰兒接觸家用消毒劑，他們的腸道微生物群也會發生變化，可能導致他們在3歲時超重或肥胖。[2]我們還知道，接觸家用化學物質與嬰兒的喘鳴和哮喘有關。[3]

如果你必須使用強力洗潔精和消毒劑，例如：清潔廁所髒污，請你戴上手套，並確保該區域通風良好。讓孩子和寵物遠離該區域，直到四周表面都乾燥，所有氣味都消散了。

✚ 更安全的替代方案

所有一般普通的液體或肥皂，都能好好地清除手上和身體其他部位的污垢和細菌。對於較深層的家庭清潔，尋找有美國環保署「更安全選擇」（Safer Choice）標籤的產品。這些產品中的所有成分，都符合美國環保署嚴格規定的安全標準，所以對你和環境都很安全。你可以在「更安全選擇」網站https：//www.epa.gov/saferchoice找到認證產品清單。非營利組織環境工作組（Environmental Working Group，https：//www.ewg.org）中，也有很多關於安全清潔產品的資訊。再者，自己製作安全清潔產品，既便宜又簡單。網路上到處都有使用醋和柑橘油等無毒成分的

簡便配方，你可以實驗並找到適合你的配方。不過，在創造自己的配方時要小心。例如：漂白水和氨結合會產生有毒的氯胺氣體，可能讓你喪命！漂白水和過氧化氫混合會迅速釋放氧氣，導致爆炸！千萬不要將漂白水與任何清潔產品混合。

預防抗生素抗藥性

在美國，每年約有280萬人抗生素抗藥性感染（antibiotic-resistant infection），其中超過3.5萬人死亡。你的藥櫃可能是導致這個問題的原因之一。

在你服用抗生素治療感染時，藥物不僅殺死了引起感染的有害細菌，還殺死了你腸道中的一些細菌，包括用來保持微生物群平衡的細菌，這就是為什麼抗生素的常見副作用是腹瀉。還有一個相關問題是，不恰當地使用抗生素，會導致抵抗抗生素細菌的生長。當醫師開抗生素處方時，被針對的危險細菌就被消滅。然而，有一些危險細菌可能自然變異，使它們在攻擊中倖存下來。然後這些頑強的倖存者開始繁殖，將抵抗抗生素的能力傳遞給下一代，產生了一種更難殺死的新細菌種類。最終，其中一些危險細菌會變成超級細菌，根本無法被抗生菌殺死。

我們愈常使用抗生素藥物和抗菌清潔劑，產生的抗藥細菌就愈多。有時患者必須使用抗生素，因為其好處大於副作用與產生抗藥性的風險。不過，在不需要抗生素時使用，你會承擔所有的風險，卻沒有得到任何好處。

在職業生涯中，我當然會在需要時開立抗生素處方簽。但我也會花時間向患者解釋，為什麼不給他們開立抗生素處方簽，因為我有義務成為這些藥物的好管家。例如：如果我認為一位患者感染了病毒，所以服用抗生素沒有用，因為這些藥物只殺死細菌，而且可能會毫無理由地破壞他們的微生物群，增加抗藥細菌的問題。如果他們確實需要抗生素，我會鼓勵他們增加富含益生菌的食物攝取量，在某些情況下，還可以服用益生菌補充品。

在疫情大流行期間，儘管這些藥物不能殺死新型冠狀病毒，許多醫師還是開立抗生素給患者。他們擔心因病毒感染而變得虛弱的患者，會相繼引發細菌感染，所以他們開立抗生素做為預防措施。在2020上半年，疫情變得嚴峻之際，有1/2以上的新冠肺炎住院患者使用了抗生素，儘管他們中的大多數人沒有細菌感染。[4]當時，我們還不太了解治療新型冠狀病毒的最佳方法，所以過度開藥是可以理解的。隨著我們對這病毒的認識逐漸加深，開藥變得不太擔憂了，但這種情況仍在發生，未來可能會產生更多可以抵抗抗生素的超級細菌。

為了盡自己的一份力量來預防抗生素抗藥性，請記住，如果你喉嚨痛、感冒或流感，抗生素通常沒有用。每個人都有獨特的健康需求，因此，務必與你的醫師討論你是否需要服用抗生素。吃抗生素請嚴格按照醫師指示，吃完所有的藥，不要因為感覺好多了就擅自停藥。不要與他人共用抗生素，也不要服用別人給你的抗生素。

糞便移植

過度使用抗生素會損害你的腸道微生物群，就像大火燒毀了森林一樣，好的、壞的細菌都會被殺死了。當腸道微生物群受損時，你不再能保護自己不受感染（即使你服用抗生素來擺脫感染）。這為一種非常討厭的腸道細菌感染打開了大門：**困難梭狀芽胞桿菌**（Clostridioides difficile）。困難梭狀芽胞桿菌會導致嚴重且難以根治的腹瀉。在美國，每年有300多萬人感染困難梭菌，約1.3萬人死亡。

困難梭菌的一種治療方法是糞便移植，也稱為糞便微生物移植（Fecal Microbiota Transplantation）。糞便移植是將健康捐贈者的糞便，轉移到另一個人身上，目的是恢復接受者腸道內細菌的健康平衡。你可能想知道，這手術到底怎麼執行的？有幾種方法：一種是以灌腸或結腸鏡檢查排出糞便；吞下糞便膠囊來獲取捐贈者的糞便也是一個方法。噁心嗎？糞便移植可是很高貴的。以前糞便移植不是主流，甚至被視為邊緣概念。不過，糞便移植正逐漸成為主流醫學。

環境化學物質

環境化學物質，例如：汽車廢氣、油漆煙霧、塑膠微粒、殺蟲劑等，充斥在我們周圍，成了現代生活中不可避免的一部分，環境化學物

質圍繞著我們，最終也會對你的微生物群產生影響。確切的影響取決於化學物質和你的接觸方式。

　　一般來說，環境中的化學物質會以幾種不同的方式，與腸道微生物群相互作用。而你的腸道細菌其實喜歡吃某些化學物質，只不過這會改變細菌產生的代謝物。運作過程是：化學物質被腸道壁吸收到血液中，最終被帶往肝臟進行解毒，解毒過程改變了化學物質，並將它們送回你的腸道等待排泄，在那裡，你的細菌再次跟它們起了作用，並且可能形成新的有毒代謝物。這些化學物質還會改變腸道內細菌家族的數量多寡，導致腸道滲漏和菌叢失調，進而改變腸道細菌的代謝活動，最終打破腸道微生物群的平衡。

　　很可怕，對吧？你不能避免環境中的所有化學物質，但你可以嘗試一些簡單的方法來減少與最常見的化學物質接觸。[5]

　　半揮發性有機化合物（Semi-Volatile Organic Compounds）在家用產品的應用十分廣泛。自1970年代以來，阻燃劑（半揮發性有機化合物的一種）被添加到非常、非常多的家庭用品中，特別是軟墊家具、電子產品、床墊泡沫，以及聚苯乙烯建築泡沫塑料。塑化劑（添加到材料中使其更柔軟靈活的物質）和殺蟲劑，幾乎不可避免都有半揮發性有機化合物。半揮發性有機化合物長期經過濾、磨損或塗抹，然後主要通過室內灰塵與你接觸，使你一直暴露在化學物質中。半揮發性有機化合物與很多健康問題有關，例如：內分泌紊亂和神經損傷。小孩子因為會在充滿灰塵的地板上爬來爬去，然後把手指放進嘴裡，所以屬於最容易受傷害的族群。這些化學物質除了造成身體各部位的損害外，還會深入破壞你的微生物群，改變細菌的類型和數量。[6]

　　你可以用濕拖把和使用帶有高效空氣過濾濾網（HEPA）的吸塵器來降低灰塵量，進而減少接觸阻燃劑。當你購買新產品和家具時，尋找棉、聚酯纖維或羊毛做緩衝，而不是聚氨酯泡沫。避免使用化學農藥，轉而使用有害生物綜合管理技術（Integrated Pest Management）。有害生物綜合管理技術採用環境友好的方法，控制齧齒動物和昆蟲等家庭害蟲，不使用或極少使用毒藥或其他危險化學品。

室內的空氣品質

　　我們一生中90％的時間都在室內度過，所以關注家庭和工作環境的室內空氣品質很重要。（對許多人來說，自2020年以來都是如此）室內空氣污染的來源很廣泛，來自家用清潔產品的半揮發性有機化合物是一個常見的來源。由其他來源釋放的揮發性有機化合物（Volatile Organic Compound）對你同樣有害。揮發性有機化合物來自油漆、油漆去除劑，以及其他溶劑、氣溶膠噴霧劑、空氣清新劑、乾洗衣物、殺蟲劑、膠水和黏著劑等工藝材料，連影印機和印表機等辦公設備都有。除了半揮發性有機化合物和揮發性有機化合物外，室內空氣污染還可能來自黴菌、建築材料、地毯、瓦斯爐或壁爐等燃燒源，以及個人護理與化妝產品。

　　暴露在室內和室外的空氣污染物中，會改變腸道微生物群的組成，使其多樣性降低，並有可能把平衡狀態轉向有害細菌。[7]

　　你可以採取措施，減少接觸室內空氣污染物，例如：選擇低或零

揮發性有機化合物的油漆，使用環保乾洗店，追蹤並消除房屋黴菌。然而，減少室內空氣污染的最好方法是通風。這也是減少新型冠狀病毒傳播的好建議，現在輪到你的腸道了，包括：讓空氣自由流動、設置窗扇。當你不想吸入室外空氣時，例如：外面很冷、室外空氣污染或有過敏原的時候，也可以購買可攜式空氣清淨機。空氣清淨機要有效，得根據房間的大小、是否裝有高效空氣過濾濾網來挑選。

乾淨農產品清單

你可以購買有機農產品來減少在廚房裡接觸化學物質。

工業化農業使用了大量的殺蟲劑、殺菌劑、除草劑和化學肥料，所以你不可避免地會攝取到一些化學物質。我們仍在了解其中的化學物質對消化系統的累積影響，但殺死植物上真菌或昆蟲的化學物質，可能也會殺死腸道中的細菌。[8]

為了避免這個問題，請尋找有機種植的食材。美國農業部的有機標籤規定，這些農產品生長在不含違禁物質的土壤上，例如：在收穫前，至少施用了3年的合成肥料和農藥。美國農業部的標準很嚴格，以至於許多在地農產品市場銷售的小型種植者，即使使用有機種植方式、不使用化學品也達不到標準。不過從他們那裡買東西相對安全。此外，購買在地農產品可以支持農民，並連結社區空間。沒有什麼比當天採摘的農產品更新鮮的食材了。

有機農產品可能比超市的標準價格要貴一些，如果你買不起或找

不到有機食品，那就去買傳統種植的農產品吧。環境工作組列出了一份「15種乾淨農產品」清單，即使食材不是有機種植也很安全。這張清單每年都略有不同，但通常包括：蘆筍、酪梨、綠花椰菜（青花菜）、捲心菜、哈密瓜、白花椰菜、甜玉米、茄子、蜜瓜、奇異果、蘑菇、洋蔥、木瓜、冷凍豌豆和鳳梨。環境工作組還列出了只能購買有機蔬菜水果的「髒蔬果」清單，這些都是農藥噴灑最嚴重的食物，包括：蘋果、甜椒、西洋芹、櫻桃、葡萄、羽衣甘藍、芥菜、油桃、水蜜桃、梨子、菠菜、草莓和番茄。

非處方藥物

所有藥房的貨架上都塞滿了非處方藥（Over-The-Counter Drugs）。非處方制酸劑（OTC antacids）和消化輔助劑（Digestive Aids），偶爾處理胃灼熱、脹氣或輕度腹瀉等小問題非常有用。根據定義，美國食品藥物管理局表示這些藥物非常安全有效，你不需要醫師的處方簽就能自行購買。但你仍然需要非常小心地服用非處方藥，一些常見、被廣泛使用的非處方藥其實會嚴重損害你的消化道，並使腸道微生物群失衡。如果你一直在服用非處方藥制酸劑，請告訴你的醫師，因為你可能有更大的問題需要解決。

非處方藥列表的頂端是非類固醇抗發炎藥（ Non-Steroidal Anti-Inflammatory Drugs），包括：阿斯匹林、萘普生（Aleve）和布洛芬（Advil, Motrin），這些藥能止痛、消腫、退燒。因為作用方式不同，

乙醯胺酚（Tylenol）不是非類固醇抗發炎藥，但也屬於非處方藥物，被廣泛用於止痛和退燒。

肌肉酸痛或頭痛時，偶爾服用非類固醇抗發炎藥沒有問題。但正如我每天在診療室看到的，每天服用好幾次非類固醇抗發炎藥，會導致一些嚴重的腸道問題。這些藥物會刺激胃和腸道黏膜，破壞保護性黏液層，引起胃炎甚至潰瘍。症狀是腹痛、嚴重的胃或腸道出血，以及腸道滲透性增加，也就是腸漏症，而且還會改變你的腸道細菌種類。[9]

另一方面，乙醯胺酚不會引起胃部或腸道刺激，似乎也不會影響腸道微生物群，對於疼痛和發燒是一種很好的非類固醇抗發炎藥代替品，儘管它對治療發炎沒有幫助。不過，要謹慎使用這種藥物，因為大劑量服用會損害你的肝臟，每天的劑量控制在3,000毫克以下，而且服藥期間不要喝酒。乙醯胺酚的藥物可能比你認為的還要多種，被添加到許多非處方藥中，例如：感冒藥和過敏藥。此外，要非常謹慎地讓孩子和寵物遠離這些藥物，即使是一小片乙醯胺酚也能殺死一隻貓。

戒酒癮，適量飲用

疫情大流行期間，人們壓力很大（這是保守的說法）。在封城、居家工作、處理遠距教學、政治，當然還有非常現實的健康危機之間，我們中的一些人，酒喝得比平時更多。把酒當成應對生活的一種方式並不奇怪，根據美國國家酒精濫用和酒精中毒研究所（NIAAA）的資料顯示，健康成年人的適度飲酒量，通常女性每天最多喝1杯，男性每天最

多喝2杯。智庫機構蘭德公司（RAND Corporation）針對2020年春季封城期間進行的一項全國性調查顯示，與前一年同期相比，女性飲酒增加了14％，男性飲酒增加了17％。調查還顯示，重度飲酒者（每週8杯以上）增加了41％，統計結果令人擔憂。[10]

隨著生活逐漸恢復正常，現在是時候考慮清理酒櫃了，還要減少平時的飲酒量，甚至完全戒酒。我在第七章「禪宗角落」中談到的壓力管理技巧，是減少酒精攝取量的有用工具。

如果你需要更多激勵，我可以告訴你，酒精對你的腸道微生物群殺傷力很大。你可以這樣想：近年來，你一直在使用含酒精的消毒劑來殺死手上的微生物。而你喝的酒精對腸道裡的細菌也發揮相同的作用，還是負面的影響。酒精會改變腸道內的細菌平衡，破壞細菌家族中的優勢菌種。如果你喝很多酒，你更有可能因破壞腸道細菌而出現菌叢失調和小腸菌叢過度增生。酒精引起的菌叢失調和腸壁通透性引起的發炎，在與酒精相關的肝病發展中似乎扮演著關鍵角色。另一方面，紅酒中的多酚有益於腸道微生物群，但前提是適量飲用。每天超過1杯，好處就沒了。只要停止或減少飲酒，酒精對腸道微生物群造成的一些損害就會得到改善。益生元和益生菌製品可以加快修復過程。[11]

酒精也會隱晦地影響你的微生物群。例如：擾亂你的睡眠、讓你渴望含糖和含鹽的加工食品、讓你無法抗拒它們。正如你在第八章「臥室」中學到的，你的微生物群就像身體的其他部分一樣，都需要休息。從本書的每一章開始到現在，你應該知道了加工食品和酒精有多糟糕。記住，這一切都是為了你的腸胃著想。

請不要吸菸,或戒菸吧

你能做的、最重要的腸道修復方法很簡單:丟掉香菸。吸菸除了會以各種方式致人死亡,還會嚴重損害你的整個消化系統。吸菸會增加從口腔到肛門的所有部位罹患癌症的風險:吸菸是口腔癌、食道癌和結腸癌的主要風險因子,而結腸癌是美國癌症死亡率的第二大病因。再者,吸菸與胃灼熱和胃食道逆流之間,以及吸菸與胃潰瘍之間都有所關聯。此外,吸菸還會損害腸道微生物群,比較吸菸者與不吸菸者的腸道細菌,你會發現吸菸者的細菌分布不平衡。這顯示,對於發炎性腸道疾病(與腸道微生物群的改變有關)之類的疾病,戒菸屬於治療的一部分。當吸菸者戒菸之後,他們的腸道細菌會逐漸恢復到不吸菸者的狀態。[12]

現在你已經有了腸道修復所需的所有工具,是時候看看如何在日常生活中使用它們了。腸道修復計畫將在下一章,也是最後一章「客廳」中等待著你。

➕ 家庭的腸道保健醫藥箱

- **無害的殺蟲劑**。想要真正地進化環境?購買一台益生菌空氣淨化器。這款創新產品會在你家裡(或辦公室)的空氣中噴灑有益細菌,根據製造商的說法,這些細菌會消耗寵物皮屑、塵蟎、花粉,以及其他經常在室內環境引發過敏的過敏原。

- **DIY清潔劑**。自己製作萬能的清潔劑:在噴霧瓶中混合等量的

水和蒸餾白醋。加10滴薰香精油，例如：檸檬、薄荷或茶樹精油。搖勻後，安全地噴向髒污除垢。

- **重新計畫酒吧的歡樂時光**。如果你和同事都在努力減少飲酒量，那就在工作中減少酒精的依賴，更注重健康。酒吧的歡樂時光可以變休閒時間裡的飛盤遊戲，或健康烹飪班。最棒的是什麼呢？第二天上班不會宿醉。

- **購買本地產品，促進永續經營**。在當地的農產品市場購物，不但能讓你買到當地種植的有機農產品（為你的盤子增添了許多當地色彩），而且對環境有益，因為食材減少了長途駕駛送貨的時間（降低碳排）。

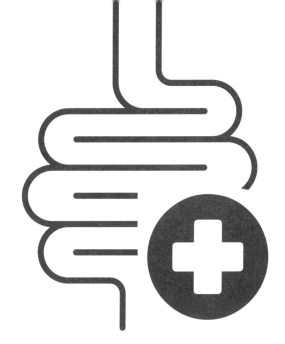

第十一章
客廳——
完整的腸道修復計畫

現在是時候把你剛剛學到的一切付諸行動，確實把你的腸道和全身打造成理想中的家。在腸道修復計畫中，你會發現許多腸道友好的選擇可以優化你的健康。當然，並不是每個人口味都相同。但你是房子的內部設計師（如字面上的意思），所以你可以選擇最適合你的選項。這很重要，正如我告訴我的患者，堅持是建立健康習慣的關鍵，而你不會堅持去做一些令你厭煩的事情。

我想強調的是，一次做所有事情並不可行，也不需要勉強。你不會一次性同時翻修屋子裡的所有房間。但是，現在你知道了所有空間如何交互作用的，你就可以調整計畫，找到最符合你的個人需求。

我喜歡腸道修復計畫的原因在於，這方法實際又可行，尤其是那些美味的食譜（本書末章）簡單、快捷，因為我是一位沒有耐心的廚師，有著兩個總是肚子餓的孩子，而且也沒有太多下廚時間。即使你只有10分鐘的空檔，這些食譜也很容易融入繁忙的日程中。所以，探索、實驗，看看什麼適合你和你的生活方式。就像我之前說的，不要覺得你必須一次性解決所有問題。只要先破土動工，從你最先選擇的房間開始裝修就行了。這項計畫裡絕對有適合每個人的計畫，跟著你的直覺走！

你的腸道修復飲食計畫

在重新裝修廚房時，你清空了櫥櫃裡的大量加工食品、便利食品，以及含糖和含鹽的零食。現在是時候用高纖維、益生菌和營養素、低糖和低鹽、充滿天然風味的更好食材來取代。下面我列出的食物，是優化

腸道微生物群的好選擇，所有超市都很容易買到，而且是加工食品的美味替代品。例如：把普通的義大利麵換成全麥義大利麵或鷹嘴豆義大利麵；把白米換成糙米，真的很容易吧。你可能需要稍微調整一下烹飪時間，但除此之外，你以完全相同的方式烹煮這些主食，同時獲得更多的纖維和驚人的口感。

富含纖維的食物

正如我在第四章「浴室」中所解釋的，多吃纖維應該是對腸道最有益的一件事。根據定義，植物性食物富含水溶性和非水溶性纖維。你每天至少要吃5份蔬菜水果，以及其他富含纖維的食物，例如：全穀物、豆類、堅果和種子。我真心鼓勵你吃超過5份，目標是每天7或8份（但記住，逐漸增加每天額外的份量）。你的微生物群會感謝你，讓你的消化過程更順利進行。

記住，1份的量只有半杯或2.5盎司，大約是手掌能握住的量。唯一的例外是你生吃的綠葉蔬菜，例如：萵苣或菠菜，在這種形式下，1份就是1杯，或大約你的拳頭大小。所以，1份只有2根煮熟的花椰菜切塊，或一段中等大小的紅蘿蔔，或半顆蘋果。另一種衡量方法是每天吃滿1杯水果和1.5杯蔬菜。看看你的240毫升量杯，你會發現以總量來說並不是很多。你可以輕鬆添加額外的纖維，尤其是當你用它們來代替原本不健康的食物。

下面列出的是每份纖維含量特別高的天然食物，不過幾乎所有的蔬

菜水果都含有纖維，總之，有纖維總比沒有纖維好。

水果 🍎

蘋果	香蕉	柳丁
新鮮的椰子	芒果	草莓
梨子	樹莓	藍莓
	黑莓	百香果

穀物、種籽和堅果 🌰

杏仁	燕麥	核桃
奇亞籽	葵花籽	蕎麥
藜麥	糙米	南瓜籽
大麥	開心果	

蔬菜 🥬

朝鮮薊	酪梨	甜菜
抱子甘藍	紅蘿蔔	白花椰菜
夏南瓜類（Squash）	地瓜	綠花椰菜
		南瓜

豆子 🫘

鷹嘴豆	紅腎豆（紅腰子豆）
小扁豆	去皮豌豆

➕像專業人士一樣吃飯

　　為了保持你的微生物群平衡和健康，你應該每天吃1到2種益生菌和益生元食物。益生菌食物給你額外的有益細菌，而益生元食物支持有益

細菌的生長。

✚ 益生菌豐富的食物

以牛奶為基礎的益生菌食物，包括活菌和活性優酪乳（確認產品標籤上的標示）和克菲爾益生菌。在廚房裡，你可以把酸奶油、高脂奶油（heavy cream）和牛奶，換成純優格（這也是美乃滋很不錯的替代品）。

含有益生菌的起司，包括：茅屋起司（Cottage Cheese）、莫扎瑞拉起司、切達起司、艾登起司、高達起司、葛瑞爾起司（gruyere cheese）、帕馬森起司、波芙隆起司（provolone cheese）和瑞士起司。酸奶油由發酵奶油製成，但產品經過巴氏殺菌，所以裡頭的細菌被殺死了。然而，有些品牌的產品會再添加活菌，記得查看產品標籤。

含有益生菌的發酵植物食品，包括：德國酸菜、醃菜（但不是用醋發酵製成的那種）、韓式泡菜、味增、天貝和納豆。康普茶由發酵的紅茶或綠茶製成，屬於非常溫和的酒精飲料，據說含有益生菌，但許多商業產品內並沒有大量的活性有益細菌，而且幾乎沒有證據支持與康普茶有關的健康聲明。

✚ 益生元食物

正如你從下面的食物列表中所看到的，你有很多選擇，所以很容易每天至少吃到1份益生元食物。我喜歡把一把杏仁和一把葡萄乾混合在一起，1份零食就含有2份益生元。

益生元食材

巴西莓	亞麻籽	大麥
燕麥	木薯	蘑菇
菊苣	朝鮮薊	豆類，特別是白腰
葡萄乾	綠芭蕉	豆、鷹嘴豆和小扁豆
杏仁	蘆筍	蔥屬植物
蒲公英葉	蜂蜜	（大蒜、洋蔥科）
海藻	香蕉	
蘋果	菊芋	

　　一些不含任何纖維的食物，仍然含有益生元，因為這些食材中含有天然糖或多酚（一種植物營養素）。排名第一的是紅酒，其他還蜂蜜、楓糖漿和黑巧克力。

植物營養素

　　正如我們在第三章「廚房」中所學到的，植物營養素是植物性食物中天然化學物質的統稱。植物世界中有數百種這樣的物質，都是強大的抗氧化劑，可以保護細胞並修復細胞已經發生的損傷，是重要的抗老化營養素。吃富含植物營養素的食物，可能是我所能提供的最好抗老化飲食建議。

　　做法很簡單，吃得像彩虹一樣。植物顏色愈鮮豔，或愈深綠，或味道愈刺鼻（例如：大蒜），其所含的植物營養素可能愈多。請參考下面

的列表：

⊕植物營養素的食物

- **紅色、橘色和黃色的蔬菜水果**：蘋果、甜菜、漿果、紅蘿蔔、柑橘類水果、芒果、甜瓜、桃子、辣椒、夏南瓜類、地瓜，番茄。
- **深綠色綠葉蔬菜**：芝麻菜、菊苣、小白菜、綠花椰菜、羽衣甘藍、甘藍菜、深色萵苣、菠菜、瑞士甜菜。
- **蔥屬（洋蔥科）**：蝦夷蔥、大蒜、韭菜、洋蔥、青蔥。
- **全穀物**：大麥、糙米、蕎麥、燕麥、藜麥、野米（wild rice）、全麥麵包、全麥麵食，全麥穀物。
- **堅果和種子**：杏仁、亞麻籽、葵花籽、核桃。
- **豆類**：所有豆類、扁豆、豌豆、大豆食品（適量）。
- **飲料**：綠茶、紅茶、花草茶、咖啡。
- **黑巧克力**。

健康的脂肪

當你清理廚房的櫥櫃時，丟掉那些高度加工的植物油，例如：玉米油和芥花油。是的，它們價格便宜又適合油炸，但油體卻經過大量加工，大部分營養和風味都消失了。堅持選擇更好的植物油來獲取膳食脂肪，例如：橄欖油、堅果油和酪梨油。選擇的時候，尋找加工最少的產

品。特級初榨冷壓橄欖油的使用非常廣泛，另外，你可能會在健康食品區找到其他類型的冷壓油或未精煉的油，例如：葡萄籽油、花生油和其他堅果油、芝麻油和葵花籽油。

我建議不要將椰子油當成烹飪油，儘管多方名人吹捧椰子油對腸道微生物有益，但證據並不充分，再加上，即使飽和脂肪來自植物性食物，仍然對你有害。椰子油會提高你的壞膽固醇，就像所有飽和脂肪一樣。偶爾用沒關係，因為椰子油為東南亞菜餚帶來特殊風味。但如果你是素食者，就算椰子油是奶油的優質替代品，我還是建議少用。

富含脂肪的冷水魚，例如：鮭魚、鮪魚、鯖魚、鯡魚、沙丁魚和鰻魚都富含Omega-3脂肪酸，魚子醬和牡蠣也是。富含Omega-3脂肪酸的植物性食物，例如：堅果（尤其是核桃和山核桃）、亞麻籽、奇亞籽、大麻籽、南瓜籽、毛豆（未成熟的大豆）、豆腐（由大豆製成）和其他豆類，尤其是紅腰豆。冬季的南瓜，例如：橡子南瓜、胡桃南瓜、南瓜和其他硬皮的南瓜都是很好的來源。

舒緩身體的香料

香草和香料中含有許多不同的植物化學物質，例如：薄荷和薑黃，不只賦予強烈的風味和氣味，還有助於緩解噁心、胃灼熱和腹部絞痛。在傳統草藥中，八角、生薑、茴香、洋甘菊、薰衣草、檸檬香蜂草、肉桂、薑黃、孜然、小豆蔻、月桂葉和聖羅勒都被認為能改善輕度消化不良，也可以當成放鬆的睡前飲料。你也可以將其中任何一種香料製成舒

緩的熱茶或薰香。探索這個領域很有趣，因為你可以混合搭配出自己喜歡的版本。用香料泡茶時加點蜂蜜能增添甜蜜風味。

腸道修復健身計畫

因為我抽不出時間、也不太想刻意通勤去健身房，所以我設計的健身方法非常靈活。我偏好因應自己的空檔時間，以及當時所在地來選擇合適的運動。這方法很有用，因為一天中我至少可以找到3次運動時間，有時可能更多，每次只做10到20分鐘的短暫運動，所有時間加起來，每天至少達到30分鐘，而且幾乎每天都是如此，這就是我的運動目標。

根據當天情況，我會在健身房或家裡運動。如果我有更多時間，我喜歡在健身房至少運動30分鐘。如果我只能在家運動，我會把這本書末章的運動範本納入日常練習。我會常常調整運動項目，嘗試新的動作，只為了讓運動變得有趣，也讓自己保持動力。持續做同樣的動作當然有用，只是缺乏樂趣、沒有新意、沒有挑戰性，然後你就發現自己懈怠了。我鼓勵你上網找各式各樣的運動影片。

即使你是健身新手，末章的運動範本也是日常運動的好起點。我知道在工作日運動很難，所以我列出了一些你可以在辦公桌旁巧妙練習的運動，不需要穿上運動服（你可能會脫掉高跟鞋）。重點在於，善用短暫的休息時間做一些運動。例如：用微波爐加熱午餐的空檔，我喜歡做推牆版伏地挺身（wall presses，也稱推牆壁、扶牆挺身）。在有氧運動方面，騎自行車、飛輪、瑜伽、游泳等運動對心臟和打造肌肉很有用。

每天也要努力加點負重運動，讓身體對抗重力對保持強壯的骨骼很重要，例如：散步、慢跑、跑步、爬樓梯和跳舞都是很好選項。

重量訓練／阻力訓練是強健骨骼和鍛鍊肌肉所需的運動。如果你有足夠的空間，一套啞鈴、腳踝負重器都是不錯的選擇。如果你不喜歡，建議可以改用阻力帶。這是一條有彈性的大橡皮筋，阻力設計對應啞鈴的重量，有大有小，而且價格便宜、重量輕又不占空間，所以不只在家使用方便，帶去辦公室或旅行也很方便。另一個好處是，阻力帶在運動過程中，可以保持肌肉的持續張力，對打造肌肉很有幫助。

身為醫師，我必須補充一點，如果你有任何慢性健康問題，例如：背部、關節疼痛或心臟病，在開始運動前，先與你的醫師討論一下運動計畫。

✚ 運動的時候保持水分充足

為了確保我在開始運動時，體內有足夠的液體，我會在開始運動前30分鐘，喝大約8盎司的水（240毫升）。我也會在運動中途停下來，喝8盎司左右的水，然後運動結束之後再喝1杯水。為什麼運動前、中、後喝水如此重要？你需要水來調節體溫和潤滑關節。你的肌肉大約有75%是水，如果你不提供肌肉所需的水分，肌肉就不能好好運作。另外，運動過程中，你會因為出汗和大口呼吸而流失水分。如果一開始沒有補充水分，運動中途也沒有，你可能會肌肉抽筋，很快感到疲勞、過熱或頭暈。如此一來，運動對你就不會那麼有效或有趣了。

除非你運動得很劇烈導致汗流浹背，或在炎熱的天氣裡做運動，否則運動前和運動中，白開水是最好的補水飲品。你應該不需要運動飲

料,當然也不需要這些飲料附加的甜味劑和化學物質。

運動結束後多喝一點水。然後,在結束後的1小時內吃1份含有大約20克蛋白質的能量棒或奶昔。研究顯示,蛋白質對增強肌肉、減少肌肉疲勞和緩解肌肉酸痛特別有效。能量棒是很方便的選擇。其他簡單的選擇有:堅果醬、水煮蛋、巧克力牛奶、優格、茅屋起司和鮪魚。如果有時間,我喜歡用無味的乳清蛋白做一杯蛋白質奶昔犒賞自己。蛋白質奶昔可以補充身體所需的水,味道也很棒(沒有沙沙的化學味!),除了讓自己活力充沛,也是我運動後的健康獎勵。我將最喜歡的高蛋白奶昔的基本配方放在末章的食譜部分。

腸道修復心靈計畫

正如我們在第七章「禪宗角落」中所學到的,壓力是導致消化紊亂的原因,無論是短期還是長期的。我不能保證學會處理壓力,就能神奇地解決你的消化問題,但我有信心地說,處理壓力會有所幫助,而且幫助很大。處理壓力還有助於解決其他與壓力有關的問題,例如:頭痛和背部肌肉緊繃,並降低許多與壓力有關的慢性疾病風險。

每天做減壓練習,你可以擁有更正向的未來,建立應對生活所需要的彈性。不過,減壓方法因人而異。有些人發現禪宗靜心有幫助,其他人則喜歡毛線編織。就像運動一樣,重要的不是你做了什麼,而是你有規律地做,最好是每天都做。下面是一些我最喜歡的對抗和管理壓力方法:

- **透過App保持正念**：有許多減壓App設計了各種技巧協助正念、靜心和呼吸練習。「個人禪」（Personal Zen）、「靜心」（Calm）、加州大學洛杉磯分校的「正念」（UCLA Mindful），以及「簡單存在」（Simply Being）是我最常用的App。

- **嘗試每天記錄感恩**：每天早上一醒來，說出三件讓你感激的事情。感恩可大可小，都可以。寫感恩日記是另一個好方法，讓你處在低潮的時刻可以回想起你感念的事情，從而轉變心態。

- **每天肯定自我**：當你早上走進浴室照鏡子的時候，對自己說一些好話。與其讓負面自我對話主導你的思想，不如經常讚美自己。

- **動動你的腦**：保持智力活躍的人，會降低與年齡相關的認知能力下降風險，所以，如果你想在年老時期依舊思維敏捷，現在就開始行動吧。閱讀是理想的腦部運動，其他形式的大腦運動，例如：填字遊戲、學習新語言、從事你感興趣的事情（遊歷在地歷史）、演奏樂器（學習永遠不嫌晚）、探索手工藝或愛好。

- **當一朵交際花**：孤獨對身體和心理的負面影響顯而易見，所以社交活動很重要，即使你喜歡獨處。例如：圖書館讀書俱樂部這類的社交活動，或陶藝、舞蹈等社區課程，都是保持聯繫和創意的好方法。

腸胃修復睡眠計畫

你的臥室做腸胃修復了嗎？如果你做了，現在你可能有一張舒適的

新床墊、合適的枕頭、遮光窗戶、白噪音機，以及開風扇或空調來保持房間涼爽。你會睡得更好。

回到第八章「臥室」，你應該把良好的睡眠當成腸道健康和整體健康的優先事項。該章提供了很多有用的、可操作的睡眠指南。我強烈建議確實地付諸行動，讓你每晚都能睡個好覺。記住，當你的睡眠不規律或睡眠不足時，腸道微生物群會被嚴重破壞。

✚睡個好覺的規則

下面統整了第八章的睡眠守則：

- **堅持規律的時間表**：想要同時改善消化功能和補充能量的最好建議，是堅持一個有規律的時間表，有了足夠且所需的睡眠時間和品質，你會精神抖擻。不過規律的時間表也意味著，你幾乎每天都得在同一時間上床睡覺和起床，週末也不例外。

- **數位排毒**：為了培養睡意，我建議你在睡前要身心放鬆，其中包括在睡前至少1小時關掉所有電子螢幕。通常我們習慣晚睡，然後在睡前做一些大腦必須快速運轉的事情，等到我們想上床睡覺時，才發現大腦無法停止思考。

- **睡前儀式**：與其滑手機，不如讀一本書、洗個放鬆的熱水澡或淋浴、喝一杯助眠的花草茶、做靜心練習或寫日記，做能讓你放鬆和平靜大腦的事情，好讓你在關燈後快速入睡。

腸道修復美容計畫

在第五章「化妝室」中，我闡述了腸道和皮膚之間的密切關聯。當你的腸道發炎了，皮膚很可能狂冒粉刺。另一方面，對腸道有益的食物，對皮膚也有益。這是食用大量蔬菜水果的另一個好理由，蔬菜水果富含抗氧化劑，保護皮膚不受陽光傷害，還可以防止皺紋、黑斑和其他老化跡象。健康的飲食還能促進皮膚產生膠原蛋白和彈性蛋白，減緩皺紋和鬆弛。

✚ 皮膚生存指南

下面統整了第六章的護膚基本原則：

- **當心太陽和紫外線**：保護你的皮膚不受陽光紫外線的傷害很重要。我是喜歡戴著寬邊帽的女孩，如果你不喜歡戴帽子，至少使用防曬效果好的防曬乳，而且要大量塗抹，每天都要，風雨無阻，冬夏無阻。

- **滋養你的皮膚**：防曬乳並不是完美的護膚工具，除非你是個十足的夜貓子，否則有時間還是要到戶外曬曬太陽。紫外線的傷害，可能在身體的天然抗氧化劑阻止它之前就已經發生了。這就是為什麼蔬菜水果如此重要。健康皮膚的超級植物食物，是盡你所能找到顏色最豐富蔬菜水果：藍莓、紅蘿蔔、番茄、菠菜、地瓜和所有深綠蔬菜。益生菌食物對你的皮膚也很好，例如：小麥胚芽（維他命E的極佳膳食來源）和魚油（富含omega-3脂肪酸的天

然保濕成分）都是。在末章我列出了一些簡單的、有益皮膚的食譜，但實際上，我提供的所有食譜，都是有助於保持好膚況的好選擇。

- **親膚成分**：你也可以將這些抗氧化的超級食物，以及益生元和益生菌提取物，透過精華液和其他內含它們的產品，直接塗抹在皮膚上。在日常護膚中，還需要加入玻尿酸、膠原蛋白和神經醯胺等關鍵成分，達到補充水分和防止皺紋生成。

- **溫柔地排毒**：另一種皮膚損傷的原因是空氣污染，這就是為什麼你應該尋找具有抗污染功效的護膚品，也是你應該徹底清潔和去角質的原因。每週使用1到2次溫和的去角質產品，可以去除累積在臉上的死皮細胞和碎屑，角質會導致皮膚暗沉、疲勞。去完角質的臉也能更好地吸收精華液。請注意，我說的重點關鍵字是「溫和」，使用完洗面乳或磨砂膏之後，皮膚不應該感到緊繃、乾燥或刺激。「溫和」的產品不會破壞皮膚的自然水合或微生物群落，而是讓你的皮膚舒緩和柔軟。

- **壓力排解**：每當我們承受壓力的時候，釋放的荷爾蒙會導致皮膚狂冒痘痘，所以堅持每天做正念練習，讓你的皮膚保持均勻和無瑕疵。

- **睡美容覺**：消除黑眼圈最好的方法，就是好好睡一覺。睡覺還能改善暗沉的皮膚。所以，確保你的臥室完全翻新完成了，並在睡前使用補水晚霜之類的營養補充品，這樣早上醒來你就會神清氣爽。

輪到你修復腸道了！

現在你已經有了很多工具來改變你的腸道、健康和生活，沒有什麼比執行更重要了！你值得住在理想的房子裡，所以現在就開始優化你的身體吧。如果你想得到更多資訊，接下來的兩個章節將提供更詳細的運動計畫，以及大量的美味食譜。好好享受，快樂修復！

親親抱抱，雷醫師

腸道修復運動週

說到運動，我喜歡混合運動，讓運動變得更有趣，而且還改變了我每次訓練的肌肉部位。例如：有些時間訓練腿，而其他時間訓練核心肌，或訓練上半身肌肉。在接下來1週的課程中，一切訓練都很平衡。

對我來說，規畫一星期的健身計畫很有幫助，所以這裡概述的計畫只是一個起點。你可以將其視為一個框架，在每週7天裡建立自己的健身計畫。如果你發現自己討厭做某項運動，或某運動對你來說太不舒服或太困難了，就把它從你的清單上刪除，但必須找別的運動來代替。別忘了，很多戶外活動都算得上運動，例如：散步和園藝。這一切的重點在於選擇適合你的運動，然後從那裡開始！

如果你才剛開始運動，或是長時間的休息後重拾運動習慣，最初都要緩慢而輕柔。挑戰自己，但不要過度，逐漸建立你的力量、靈活度和耐力。

運動計畫說明書：以下提供的運動姿勢和類型，都能從網路上找到不同的操作方式，請選擇最適合自己身體、年齡、生理狀態的運動方式，避免受傷。

- 30分鐘的慢跑。
- 12分鐘核心地板體操。你的核心肌包括：腹肌、斜腹肌（軀幹兩側的肌肉）、骨盆、下背部和臀部的肌肉。這些肌肉支撐你穩定身體。以下每個練習做45秒，然後休息15秒，然後再重複做45秒，直到12分鐘結束。

1. **俄羅斯轉體（Russian twist），也稱俄式扭轉、捲腹**
   坐在墊子上雙腿屈膝，身體稍微向後傾，使脊椎與地面成45度角，軀幹和大腿成現V字型。接著，雙手合十放在胸前，雙腳離地抬起幾公分。使用腹部肌群，身體向右扭轉，再回到中心；身體向左扭轉，再回到中心。重複。更有挑戰性的做法，雙手合舉啞鈴。

2. **經典捲腹（Classic crunch），也稱捲腹、仰臥起坐**
   仰臥在墊子上，膝蓋彎曲、腳掌貼地與臀部同寬。雙臂交叉放在胸前。吸氣縮小腹，呼氣時抬起你的上半身，保持頭部和頸部放鬆（腹部抬起，而不是頭、頸抬起）。吸氣時身體回到起始位置。

3. **腳踏車捲腹（Bicycle crunch），也稱轉體捲腹、單車式捲腹**
   仰臥在墊子上，雙腿屈膝與臀部同寬。雙臂放在腦後，手肘向外張開。先吸氣縮小腹，小腿抬高與大腿呈90度，上半身向上抬。呼氣時旋轉軀幹，使右肘碰到左膝，同時伸直你的右腿。保持這個姿勢5秒鐘，然後吸氣時回到起始位置時。另一邊重複同樣的動作，呼氣時使左肘碰到右膝，並伸直左腿。暫停，並返回起始位

置。注意：保持下背部貼在地板上，不要聳肩，轉動的是腹部核心部位，而不是頭和頸部。

4. **反向捲腹（Reverse crunch），也稱反向屈腹**
   仰臥在墊子上，膝蓋彎曲與臀部同寬。雙臂垂放在身體左右兩側，掌心向下貼地。呼氣時腹部核心縮緊，慢慢將雙腳抬離地面，直到雙腿與身體呈90度垂直（盡可能接近垂直）。膝蓋盡量併攏面向頭部，上背至中背部不要離開墊子，而是臀部和下背向上蹬起離開墊子。保持5秒鐘，然後慢慢把腳放下回到起始位置。

5. **直手撐棒式（Straight-arm plank），也稱掌撐棒式**
   四肢支撐在墊子上，手與肩同寬，雙腿向後伸展，直到雙腿伸直。腳趾與手掌支撐在墊子上，使身體從肩膀到腳跟呈一條直線，就像伏地挺身的向上姿勢一樣。眼睛向下看，保持脊椎挺直，不要聳肩或駝背。保持好姿勢，維持時間愈長愈好，然後再慢慢向下放鬆身體。

6. **登山式（Mountain climber），也稱登山者式**
   延續上面的棒式動作，吸氣時一腿先屈膝盡可能地將膝蓋向前推到胸口，然後在呼氣時回到原來位置，兩腿交替，重複動作。一旦你掌握了竅門，會做得愈快愈好。一定要固定你的髖部和臀部，以及肩膀與手腕位置。

星期二

- **30分鐘有氧舞蹈影片**。選項例如：肚皮舞、嘻哈和寶萊塢，這些都是

我的最愛。

- **12分鐘負重（自體重量）練習**。做這些練習時，你需要一把直背椅來支撐。每項運動做10次（1組），2組動作之間休息1分鐘，然後重複該動作。提醒：這些運動特別適合在辦公室執行，當成短時間的運動零食。

1. **坐到站（Sit to stand），也稱起立坐下、坐站練習**
站立時，椅子放在身後，膝蓋和髖部彎曲，慢慢放低身體坐下來，然後慢慢地站起來。

2. **向前跨步（Forward lunge），也稱前弓步**
站立時，雙腳與肩同寬。單腳向前邁一步，穩穩地踩在地上。慢慢地將重心轉移到前腳上，同時身體向下深蹲，然後收回腳，再回到起始位置。換另一隻腳，重複同樣動作。

3. **單腿站立（Single leg standing），也稱單腳平衡**
雙腳與肩同寬站立。接著屈膝抬起右腿，慢慢地抬離地面8到15公分。保持這個姿勢10秒鐘，然後再把腳放回地面。再換另一隻腳，重複同樣動作。

4. **深蹲（Squat）**
站立時，雙腳分開稍大於肩寬。臀髖先向下蹲，再彎曲膝蓋，背打直不駝背，臀部往下的移動（類似身體坐椅子時的動作，但請不要真的坐下），把身體蹲低到一個舒適的位置。注意，膝蓋不能前傾超過腳趾（重心在臀部，不是膝蓋）。穩住腳後跟，回到起始位置。

星期三

- 30分鐘游泳或跑步。
- **10分鐘瑜伽伸展**。每個姿勢保持45秒，中間休息15秒。動作重複1次。瑜伽最好有人指導，所以我建議你參加基礎瑜伽課，或是從網路上挑選優質的瑜伽教學影片。瑜伽有上百種姿勢，我推薦下面這些基礎姿勢做為你的練習起點。

  1. 山式（Mountain pose）
  2. 站姿前彎（Standing forward bend）
  3. 下犬式（Downward dog）
  4. 樹（Tree pose）
  5. 站姿手臂上（Upward salute），也稱手臂上舉式、山勢手臂上舉
  6. 三角式（Triangle pose）
  7. 戰士式（Warrior pose），也稱戰士一式
  8. 側角伸展式（Side-angle pose），也稱側三角式
  9. 扭轉三角式（Twisted triangle）
  10. 蝗蟲式（Locust pose）

星期四

- **30分鐘的高強度間歇訓練影片**。線上搜尋Popsugar網站，裡面有很棒的練習影片。
- **10分鐘的平衡練習**。每項練習1分鐘，休息15秒，然後重複。提醒：這些運動特別適合在辦公室執行，當成短時間的運動零食。

1. 原地抬腿踏步（In-placemarche）

   站直，雙腳分開與臀部同寬。抬起單膝，直到大腿與地面平行。暫停一下，然後慢慢地把腳放回到地板上。左右腿交替練習。

2. 走鋼絲（Tightrope walk）

   站直，雙臂張開在身體兩側伸直。前腳與後腳直走呈一條直線，前腳跟緊貼後腳趾，每抬起一隻腳時，停頓2秒鐘。

3. 股四頭肌伸展（Quad stretch），也稱站立股四頭肌伸展

   站直，雙腳分開與臀部同寬。用你的右腿站立保持平衡，然後左腳向後勾起，左手從背後抓住左腳腳踝，把腳跟向上拉到臀部。保持1分鐘，然後換另一條腿。如果你的腿抬不了那麼高，那就在不失去平衡的情況下，盡量抬高。

4. 頭部旋轉（Head rotation），也稱肩頸運動、肩頸伸展

   站直，雙腳分開與臀部同寬。慢慢地左、右、上、下轉動你的頭各30秒。然後順時針轉動頭與頸部15秒，然後逆時針轉動15秒。

星期五

- 30分鐘騎車（外出騎車或靜止的室內腳踏車機都可以）。
- 10分鐘核心訓練：每項運動做45秒，休息15秒，然後重複。一旦你發做這一連串動作對你來說不再困難，可以改做其他運動，或使用阻力帶來增加難度。

  1. 碰跟捲腹（Heel tap）

     仰臥，雙手壓在屁股下方，膝蓋彎曲，小腿抬起與地面平行。慢

慢地把雙腳放低到地面，直到你的腳跟幾乎接觸到地面（但不要碰到）。縮緊小腹，抬起你的腳回到開始的桌面式。

2. **剪刀式踢腳（Scissor kick）**
先仰臥，雙手壓在屁股下方，然後抬起頭和肩膀離開地面（背與臀部緊貼地面）。接著抬起右腿，直到與地面呈45度角，然後放低（不著地）。換腿重複。保持切換45秒。

3. **仰臥抬腿（Straight leg raise）**
仰臥，雙手放兩側，手心向下貼地。吸氣，收緊腹肌，抬起雙腿（保持雙腿伸直），直到雙腿與軀幹呈90度（或盡量與軀幹垂直）。然後呼氣，慢慢放下雙腿，直到離地面幾公分（在背部緊貼地面的情況下，雙腿盡可能接近地面）。

4. **捲起（Roll up），也稱捲腹上提、捲曲上提**
仰臥，伸直雙臂和雙腿。吸氣的時候，把你的手臂舉過頭頂，慢慢地開始捲起你的上半身離開地面。保持身體向前滾動以觸及你的腳趾（或盡可能靠近你的腳趾）。然後呼氣時，反方向移動，慢慢地讓脊椎骨一節一節回到地面上。

5. **高抬腿（High knee），也稱原地高抬腿、高提膝、高抬膝**
雙腳分開站立，然後原地跑步，將膝蓋抬起，並盡可能抬高。當你抬腿的時候，擺動手臂（像原地跑步一樣），給自己更多的動力。

- 30分鐘快走。
- 10分鐘手臂運動。每項運動做15次（1組），並增加5磅的手部重量、啞鈴或阻力帶。2組之間休息30秒，然後重複。當你習慣這重量時，再增加重量，不用做太多次。舉起重量時呼氣，放下重量時吸氣。

1. 二頭肌彎曲（Biceps curl），也稱啞鈴二頭肌彎舉、啞鈴彎舉
   左右手各握一個啞鈴，站直，雙腿與肩同寬，手臂緊貼身體兩側。手握啞鈴掌心朝外，慢慢舉起啞鈴至肩膀處，過程花3秒。暫停呼吸，然後將啞鈴降低到起始位置，一樣花3秒。

2. 啞鈴上舉（Overhead press），也稱啞鈴肩推、啞鈴肩上推舉
   站直，雙腿與肩同寬，左右手各握一個啞鈴舉至肩高，手掌向外。將著雙臂向上伸直，將啞鈴舉高過頭頂，過程花3秒。暫停呼吸，然後將啞鈴降低到起始位置，一樣花3秒。

3. 直立上提（Upright row），也稱啞鈴立正划船
   站直，雙腿與肩同寬，左右手各握一個啞鈴，手掌朝內放在大腿前側。接著手往上提，兩肘向外弓曲，把啞鈴上拉到下巴位置，過程花3秒。暫停呼吸，然後將啞鈴降低到起始位置，一樣花3秒。

4. 三頭肌伸展（Triceps extension）
   站直，雙腿分開與肩同寬，雙手握住一個啞鈴放在身體中央。雙手向上伸展雙臂，上臂貼近耳朵，手肘指向前方，然後把啞鈴往頭後方伸展，直到手肘彎曲90度角，數3下，暫停呼吸。再次舉起手臂，數3下，回到起始位置。

5. **啞鈴側平舉（Side (lateral) raise）**

   站直，雙腿與肩同寬，左右手各握一個啞鈴，雙臂放在身體兩側，手掌朝內。接著將雙臂向上舉到兩側，直到肘部與肩同高，過程花3秒。暫停呼吸，然後將手臂放低至起始位置，一樣花3秒。

星期日

休息一天吧，因為你值得！

腸道修復食譜

我身兼數職：母親、醫師、創業者，所以我沒多少時間待在廚房裡。儘管我學經歷豐富，卻沒有藍帶學院的工作資歷。這裡的所有食譜都符合永久食用的基本標準：味道好，對腸道好，做起來又快又輕鬆，而且不需要太多昂貴或難找的食材，我兒子們吃的時候毫無怨言（通常）。

重量單位：

1盎司（oz）＝28.35克

1磅（lb）＝454克＝16盎司（oz）＝ 0.45 公斤（kg）

1杯＝240毫升（ml）

容積單位：

1杯（cup）＝8盎司（oz）＝16大匙＝240毫升

1大匙（table spoon）＝15立方公分（c.c.）＝3小匙

1小匙（tea spoon）＝5立方公分

1品脫（pint）＝473立方公分＝16盎司

1夸脫（quart）＝2品脫

活力早餐

早餐是開始攝取每日纖維和益生元的好時機。想要快速、簡單的早餐，可以嘗試燕麥片，或一碗全麥或麥麩麥片，加入牛奶或優格，上面撒上莓果或其他水果。尋找含有100％全穀物的穀物品牌，每份至少含有5克纖維，而且不添加糖。想要更多變化，可以試試低糖麥片。標籤檢查：第一種成分應該是全穀物。

● 益生菌聖代

這是我平日的快速工作餐。主要成分是優格和格蘭諾拉牌（granola）的麥片。除此之外，加任何益生元食材都可以，我喜歡放一些烤杏仁切片進去。

餐點份量	一份
食材成分	1/2杯低糖麥片 1杯脫脂希臘優格 1大匙亞麻籽 1大匙奇亞籽 1/2杯莓果（任何種類或混合）
製作方式	把格蘭諾拉麥片放在麥片碗裡，加入優格，上面撒上種籽和莓果。

● 酪梨吐司

當你在吐司上面放上蔬菜片、煎蛋或煮熟的雞蛋、莎莎醬或一些菲達乳酪（Feta）時，就等於把這份基本食譜，變成一份豐盛的早餐或午餐。

餐點份量	一份
食材成分	1個成熟的酪梨 1/4小匙檸檬汁

食材成分	1/4小匙鹽 1/4小匙黑胡椒 2片全麥麵包 1小匙特級初榨橄欖油 1小撮孜然
製作方式	1.把酪梨舀到一個小碗裡。加入適量檸檬汁、鹽和黑胡椒，用叉子粗略地搗碎。 2.把麵包烤到你喜歡的程度。將酪梨醬塗抹在麵包上，淋上些許橄欖油，再撒上孜然。

● 隔夜燕麥

這是我所知最快、最簡單、最健康的早餐。在燕麥片上放任何你喜歡的食材，單獨放或混合放皆可。莓果、香蕉、蘋果、桃子片、葡萄乾、堅果和椰子絲都可以。為了增加一些甜味，可以試試楓糖漿或蜂蜜。我個人最喜歡的配料，是加一大匙杏仁醬，一些香蕉片和一點可可粒。你可以根據家庭早餐的需要，將食譜份量乘以人數，但為了獲得最佳風味，可以在第二天早上或後天食用。

餐點份量	一份
食材成分	1/2杯牛奶、堅果奶或燕麥奶 1/2杯老式燕麥片（不要用即溶燕麥片） 1/2杯脫脂希臘優格 1小匙奇亞籽
製作方式	1. 將所有材料放入梅森（Mason）牌之類的玻璃瓶或密封容器中，攪拌均勻，蓋上蓋子，至少冷藏5個小時，最好放過夜。 2. 上桌時如果需要，可以加入少許牛奶或優格，上面可以放任何你喜歡的食材。

● 蕎麥煎餅

富含纖維的蕎麥煎餅充滿濃郁的堅果香氣，絕對讓你重新考慮自己對普通煎餅的愛好。如果你喜歡煎餅，但不能忍受麩質，蕎麥是非常適合你的穀物。重要提示：在開始做煎餅之前，煎鍋需要夠熱。這個食譜既快捷又簡單，我建議你在準備麵糊的時候，先加熱煎鍋。

餐點份量	6片煎餅
食材成分	1/2杯蕎麥粉 1/2小匙泡打粉 1/8小匙鹽 1/2杯牛奶或無糖牛奶替代品 3大匙楓糖漿
製作方式	1. 將蕎麥粉、泡打粉和鹽混合在一個中等大小的深碗裡。加入牛奶和楓糖漿。 2. 如果使用的是普通的煎鍋，用少量中性油（葡萄籽油很適合）輕抹在鍋底。把一大勺的麵糊倒在煎鍋上，大約2到4分鐘煎到濕麵糊表面乾燥冒氣泡，翻面再煎2到4分鐘。

健康午餐

這些簡單、快捷的午餐在週末時非常方便，是速食或熟肉的優質替代品。

● 蔬菜義大利蛋餅

接近室溫的義大利蛋餅最好吃，所以提前準備是比較的理想做法。這份食譜提供你大致的想法，可以改用任何你喜歡的蔬菜來混合搭配。

餐點份量	4份
食材成分	10顆雞蛋 1/2杯牛奶 1/2小匙鹽 1/4小匙黑胡椒 2大匙特級初榨橄欖油 1/2顆紅洋蔥，切薄片 4盎司白色或淺棕色蘑菇（約114公克），切成薄片 1顆中等大小的紅甜椒，去籽切成薄片 4根蘆筍，切成1.3公分大小 4盎司菲達乳酪（約114公克）
製作方式	1. 預熱烤箱至華氏350度（攝氏176度）。 2. 把雞蛋、牛奶、鹽和胡椒粉攪拌在一起。 3. 在一個大的烤煎兩用鍋中加熱橄欖油。加入紅洋蔥和蘑菇，不時攪拌，炒4分鐘或直到蘑菇開始變色後，加入胡椒粉和蘆筍，再炒4分鐘。 4. 把蛋液倒入蔬菜上，不攪拌再煮幾分鐘，或直到雞蛋開始凝固。 5. 在雞蛋上撒上菲達乳酪。把煎鍋放入烤箱，烤20分鐘。從烤箱中取出，靜置5分鐘後食用。

● **健康的鮪魚沙拉**

這款快速的三明治午餐，主要用優格代替美乃滋。微綠色蔬菜增添額外的纖維和風味。你可以用任何當季的綠色蔬菜來替換，再搭配全麥麵包或全麥捲餅食用。

餐點份量	4份
食材成分	**沙拉** 2罐5盎司泡水的鮪魚（約141公克），瀝乾水分

食材成分	1根芹菜，切丁 2大匙紅洋蔥，切丁 1杯微綠色蔬菜，例如：小芝麻菜或蘿蔔芽 **沙拉醬** 1/3杯脫脂希臘優格 2大匙檸檬汁 1大匙第戎芥末醬或黃芥末醬 1/4小匙鹽 1/4小匙黑胡椒 2大匙切碎的歐芹
製作方式	1. 在一個中等大小的深碗裡，混合優格、檸檬汁、芥末、鹽、胡椒粉和歐芹。 2. 加入鮪魚、芹菜、紅洋蔥和綠葉蔬菜，輕輕攪拌使其混合。

● 波多貝羅蘑菇三明治

多汁的波多貝羅蘑菇（Portobello）是三明治的好選擇，也是午餐肉類的優質替代品。用全麥麵包或刷了橄欖油的圓麵包做三明治。加一些德國酸菜或鹹菜來補充益生菌。

餐點份量	4份
食材成分	4個大的波多貝羅蘑菇 1大匙特級初榨橄欖油 1小匙鹽 1小匙乾燥百里香 1/2小匙蒜粉 1顆大番茄，切厚片 4片酪梨

製作方式	1. 在蘑菇帽表面刷上一半的橄欖油，撒上鹽、百里香和大蒜粉。 2. 在煎鍋中加入剩餘的橄欖油，中火加熱。鍋熱後把蘑菇放在煎鍋裡，圓帽面朝下，煎5分鐘。 3. 將蘑菇當成三明治的漢堡肉夾入圓麵包中，上面放上番茄片和酪梨片。

沙拉

● 基本的油醋醬

如果你想在飲食中攝入更多纖維，那就多吃沙拉。用各式各樣的生菜和嫩綠色蔬菜，還有你喜歡的生蔬菜，讓沙拉更多樣有趣。添加一些葵花籽或堅果碎片。因為瓶裝沙拉醬通常添加糖和其他不健康的成分，學會自己做，從基本的油醋醬開始。

餐點份量	1杯
食材成分	3大匙巴薩米克醋、紅酒或蘋果醋 1瓣大蒜，切碎 1小匙第戎或芥末籽醬 1小匙猶太鹽 1/2小匙黑胡椒 3/4杯特級初榨橄欖油
製作方式	把所有的原料放入一個有蓋子的罐子裡，混合搖勻。你可以把調味汁儲存在冰箱裡，使用時先讓調味汁達到室溫後再食用。

● 西瓜、菠菜和番茄沙拉

這是夏日的終極沙拉。西瓜、菠菜和番茄都富含茄紅素，茄紅素是一種天然抗氧化劑，有助於保護皮膚不受陽光傷害。

餐點份量	4份
食材成分	**沙拉** 4杯新鮮菠菜葉 1杯切成薄片的紅洋蔥 1杯小番茄，對切成兩半 2杯西瓜塊 **沙拉醬** 3大匙特級初榨橄欖油 1大匙蘋果醋 1/2小匙猶太鹽
製作方式	1. 在一個小碗裡攪拌橄欖油、蘋果醋和鹽。 2. 將菠菜、紅洋蔥和番茄放入沙拉碗中。加入油醋醬，攪拌均勻。食用前再加入西瓜，並輕輕攪拌。

● 藜麥沙拉配朝鮮薊、白腰豆和開心果

開心果給這道沙拉增添了爽脆的口感。藜麥是纖維的重要來源，其含量是大多數穀物的2倍。

餐點份量	4份
食材成分	**沙拉** 1杯藜麥 1罐15盎司的白腰豆或海軍豆（約425公克） 1/2杯醃制的朝鮮薊心，切碎 1杯小番茄，切成兩半 1/4杯紅洋蔥，切碎

食材成分	1/2杯開心果 **沙拉醬** 3大匙特級初榨橄欖油 1大匙萊姆汁 1瓣蒜，切成末 1/4小匙孜然 1/4小匙卡宴辣椒粉 1小匙鹽
製作方式	1. 把藜麥和2杯水混合在一個中型平底鍋裡，用中火加熱。煮沸後，轉小火，蓋上鍋蓋，煮15到20分鐘，或直到所有的水都收乾。 2. 煮藜麥的時候，把豆子瀝乾，放入濾盆中沖洗。準備朝鮮薊、小番茄和紅洋蔥備用。 3. 準備醬汁，將橄欖油、萊姆汁、大蒜、孜然、卡宴辣椒粉和鹽放在一個小碗裡攪拌。 4. 藜麥煮熟後，用叉子將其翻鬆，然後放進一個大碗裡。加入豆子、朝鮮薊、小番茄、紅洋蔥和開心果，輕輕攪拌。淋上醬汁，靜置5分鐘後再上桌，這樣味道就能混合在一起了。

● **玉米酪梨沙拉**

餐點份量	4份
食材成分	**沙拉** 1½杯玉米粒 1顆酪梨，切成小方塊 1/2杯切成薄片的紅洋蔥 2根墨西哥辣椒，去籽並切碎 1/2杯切碎的香菜葉

食材成分	**沙拉醬** 3大匙特級初榨橄欖油 1大匙巴薩米克醋 1/2小匙孜然 1/2小匙鹽
製作方式	1. 將玉米粒、酪梨塊、紅洋蔥、墨西哥辣椒和香菜放入碗中。 2. 在一個小碗裡攪拌橄欖油、醋、孜然和鹽。把調味汁倒在沙拉碗中輕輕地攪拌。在室溫下放置30分鐘，這樣味道就混合在一起了。

配菜

● **檸檬味綠花椰菜配白腰豆**

綠花椰菜生吃味道很苦，但煮熟後會變得很清甜。

餐點份量	4份
食材成分	1磅綠花椰菜（約454公克） 2大匙特級初榨橄欖油 1顆檸檬，切成薄片 1大瓣大蒜，切碎 1罐15盎司的白腰豆或海軍豆（約425公克），瀝乾並沖洗乾淨 1/2小匙乾辣椒片 1/2小匙鹽 1大匙磨碎的帕馬森起司
製作方式	1. 將綠花椰菜切成10公分的小塊。把粗的莖縱向切成兩半再切塊，這樣所有的綠花椰菜都能均勻煮熟。

製作方式	2. 在一個大煎鍋裡用中火加熱橄欖油。均勻地加入檸檬片，煎2分鐘。把檸檬片翻面再煎2分鐘。加入花椰菜和大蒜，不時攪拌，大約5分鐘，或直到菜變軟變嫩。 3. 加入豆子、乾辣椒片、鹽和半杯水。汁煮沸後轉小火，再煮5分鐘左右，不時攪拌，直到汁液減少一半。加入帕馬森起司攪拌。

● 烤薑黃鷹嘴豆

這是我最喜歡的配菜之一，富含纖維和益生菌。

餐點份量	4份
食材成分	2罐15盎司的鷹嘴豆（約425公克） 3大匙特級初榨橄欖油 1小匙薑黃 1小匙茴香籽 1/2小匙鹽 1/2小匙黑胡椒粉 1/2杯脫脂希臘優酪乳 4大匙檸檬汁 1小匙乾辣椒片（可放可不放）
製作方式	1. 預熱烤箱至華氏400度（攝氏204度）。用濾盆瀝乾鷹嘴豆，沖洗乾淨，鋪在毛巾上晾乾。 2. 將橄欖油、薑黃、茴香籽、鹽和黑胡椒混合在一個中等大小的碗裡。 3. 加入鷹嘴豆，攪拌均勻。 4. 將鷹嘴豆平鋪在不沾烤盤上。烤20到30分鐘，或烤到鷹嘴豆變成金黃色，有點脆。 5. 從烤箱中取出，冷卻。將鷹嘴豆放入一個中等大小的碗中，加入優格、檸檬汁和乾辣椒攪拌。

● **地瓜辣椒**

餐點份量	4份
食材成分	2顆大地瓜 1顆大紅甜椒 1顆大青椒 1顆中等大小的紅洋蔥 2大匙特級初榨橄欖油 2小匙乾百里香 2小匙煙燻紅椒粉 1小匙乾辣椒片 1小匙鹽
製作方式	1. 將烤箱預熱至華氏425度（攝氏218度）。 2. 把地瓜去皮，切成2.5公分長的塊狀。青椒和紅甜椒去籽，切成薄片。把紅洋蔥切成2.5公分的小塊。 3. 將橄欖油倒入一個中等大小的攪拌碗中。加入百里香、煙燻紅辣椒粉、乾辣椒片和鹽攪拌均勻。加入地瓜、紅甜椒、青椒和洋蔥，攪拌至它們均勻沾上香料。 4. 把蔬菜攤在烤盤上烤15分鐘。用鏟子翻動蔬菜，再烤15分鐘，或烤到地瓜微微變色、變軟。

● **孜然紅蘿蔔**

餐點份量	4份
食材成分	1磅紅蘿蔔（約454公克） 1小匙孜然籽 1大瓣大蒜，切碎 1/4杯特級初榨橄欖油

食材成分	1杯柳丁汁 1/2小匙鹽 1小匙糖 2大匙切碎的香菜 1小匙檸檬汁
製作方式	1. 紅蘿蔔去皮並切成厚度1.25公分的薄片。 2. 將孜然籽、大蒜、橄欖油、柳丁汁、鹽和糖混合在一個中等燉鍋中。用中火將其煮沸，加熱過程中不停攪拌。 3. 加入紅蘿蔔，蓋上鍋蓋，把火調小。繼續煮，不時攪拌，煮30分鐘，或直到紅蘿蔔變得非常軟。加入香菜和檸檬汁攪拌即可食用。

● 地瓜薯條

簡單、美味又健康。

餐點份量	4份
食材成分	4顆大地瓜 2大匙特級初榨橄欖油 1小匙蒜粉 1小匙紅辣椒粉 1小匙海鹽 1/2小匙黑胡椒
製作方式	1. 預熱烤箱至華氏400度（攝氏204度）。 2. 把地瓜削皮，切成1.25公分寬、7.5公分長的條狀。不要丟棄剩下的小塊，一起下鍋煮。 3. 將橄欖油、蒜粉、紅辣椒粉、鹽和黑胡椒混合在一個中碗裡。加入地瓜條和其他小塊，攪拌至它們均勻沾上橄欖油醬料。

製作方式	4. 把地瓜均勻地鋪在不沾鍋的烤盤上（這份量可能需要2個烤盤）。
	5. 烤至底部焦黃酥脆大約需要15分鐘。把地瓜條翻面，烤到另一面變成棕色，大約需要10分鐘。

- **烤櫛瓜薯條**

這是低纖維薯條的絕佳替代品。你可以用黃色的夏南瓜代替櫛瓜，或用二者混合。

餐點份量	4份
食材成分	4根中等大小的櫛瓜 1杯麵包屑 1/2杯磨碎的帕馬森起司 1小匙蒜粉 1小匙乾牛至 1小匙乾歐芹 1/2小匙乾羅勒葉 1/2小匙乾辣椒片 1/2小匙鹽 1/2小匙黑胡椒 2顆雞蛋
製作方式	1. 將烤箱預熱至華氏425度（攝氏218度）。 2. 把櫛瓜切段，縱向切成4段。每段再對切成兩半。 3. 將麵包屑、帕馬森起司、大蒜粉、牛至、歐芹、羅勒、乾辣椒片、鹽和黑胡椒混合在一個淺盤子裡。 4. 另一個淺碗裡打散一顆生雞蛋。 5. 先將櫛瓜條浸入蛋液中，然後放到淺盤裡均勻裹上混合物，然後將它們放在不沾鍋烤盤上。 6. 烤15分鐘，然後翻面，再烤10分鐘，直到櫛瓜變得金黃酥脆。

● 簡單的泡菜

泡菜是韓國飲食中的主食之一，屬於辛辣的發酵高麗菜。這是攝取來自細菌的益生菌，以及來自高麗菜和其他蔬菜纖維的益生元的絕佳來源。一次做一大批，可以存放在冰箱裡3到4個月。泡菜的辣味來自於大量的韓國乾辣椒片。如果你買不到，可以用土耳其阿勒坡（Aleppo）乾辣椒片代替，不要去超市買市面包裝的辣椒粉。然後，你還需要一夸脫（約1公升）的帶蓋罐子來發酵泡菜。梅森牌玻璃密封罐很好用，但實際上任何帶蓋子的玻璃容器都可以。

餐點份量	大約1夸脫
食材成分	1顆中等的大白菜，大約900克重 1/4杯猶太鹽 6瓣大蒜瓣，切碎 2小匙磨碎的薑 1到5大匙韓國乾辣椒片 1根白蘿蔔，去皮，縱向對半切成薄片 4根蔥，切成2.5公分大小
製作方式	1. 把大白菜縱向切成4瓣，去蒂頭。再橫著切成5公分寬的條狀。 2. 把大白菜塊放在一個大碗裡，撒上鹽。用手把鹽搓揉進大白菜裡。加入足夠的冷水，剛好覆蓋大白菜。在上面放一個盤子，拿重物壓在上面，比如番茄罐或一罐水。靜置1到2小時。大白菜會出水。 3. 用濾盆瀝乾白菜的水分，用力擠，盡量把水分濾出來。瀝乾後，接著準備乾辣椒片混合物。用你剛剛大白菜拌鹽的那個大碗，加入大蒜、生薑和兩大匙水，攪拌成糊狀。加入乾辣椒調片味，再次攪拌。加入瀝乾的大白菜、白蘿蔔和蔥花，充分攪拌均勻，使蔬菜沾滿香料醬。

製作方式	4. 將泡菜裝入夸脫罐中,向下按壓以消除氣泡。在罐子裡留出2.5公分的空間。把罐子蓋上,放在盤子上,以防泡菜發酵時鹽水溢出來。把罐子密封起來,放在陰涼、黑暗的地方。每天檢查罐子。當大白菜發酵時,你會看到鹽水中形成微小的氣泡,有些可能會溢出罐子,你還會聞到一種明顯的刺鼻香氣。如果有必要,把蔬菜往下按,讓它們浸在鹽水裡。你可以看到上面有一層薄薄的白色薄膜。這是一種叫做卡姆(kahm)的酵母菌,是發酵過程的正常成分。撇去酵母菌,確保蔬菜都泡在水裡。 5. 幾天後嘗嘗泡菜。當發酵到適合你的口味時,把罐子放進冰箱。你可以立刻享用泡菜,但最好再放1週。這些白菜至少可以在冰箱中保存3個月。

● 泡菜花椰菜飯

花椰菜飯大受歡迎,你可以在超市找到冷凍袋裝的花椰菜飯。這是傳統米飯的快速替代品,也是益生元纖維的極佳來源。如果你想自己做,可以用刨絲器或食物調理機,把白花椰菜磨成米粒狀。花椰菜飯煮起來很快,就算使用冷凍的花椰菜粒也不需提前解凍。但不管使用新鮮或冷凍的花椰菜飯,記得要煮到完全熱透。這裡提供的基本食譜,你可以替換或添加蔬菜,例如:磨碎的紅蘿蔔、綠花椰菜或毛豆。如果你沒有白花椰菜,或不喜歡吃白花椰菜,可用3杯冷凍糙米代替。

餐點份量	4份
食材成分	1大匙冷榨花生油或葡萄籽油 2大瓣大蒜,切碎 1杯泡菜 1/2杯冷凍豌豆 2大匙醬油 3杯花椰菜飯或糙米 3顆雞蛋,打勻

製作方式	1. 在一個大煎鍋裡用中火把油加熱。加入大蒜炒1到2分鐘，然後加入泡菜、豌豆和其他蔬菜，用醬油調味。炒3分鐘，偶爾攪拌一下。 2. 加入花椰菜飯，只炒1分鐘。然後把花椰菜飯推到煎鍋的兩側，把打散的雞蛋倒進鍋底中間。炒1到2分鐘，然後用鍋鏟攪拌把雞蛋混合到椰菜飯中。

魚類和海鮮

為了地球和你自己的健康，謹慎選擇魚類和海鮮。只要有機會，尋找那些符合海洋管理委員會（Marine Stewardship Council, MSC）可持續捕撈野生魚類的標籤，或有蒙特利灣水族館海鮮觀察計畫（Monterey Bay Aquarium Seafood Watch Program）的綠色標籤。購買養殖的魚和蝦時，尋找負責任養殖的標籤。不要被標有「有機」的人工養殖魚類和海鮮所欺騙了。到目前為止，美國農業部還沒有為水產養殖建立有機標準。

● 味噌烤鮭魚

所有冷水魚（溫帶棲息的魚種）都富含Omega-3脂肪酸，例如：鮭魚。搭配炒小白菜或豌豆和糙米，可以獲得額外的纖維。味噌（益生菌的重要來源）是一種由發酵大豆製成的鹹味糊狀物，賦予了日本料理濃郁的鮮味。

餐點份量	4份
食材成分	4塊6盎司的鮭魚片（約170公克），帶皮，表面抹鹽 適量黑胡椒粉 4小匙楓糖漿或蜂蜜 2大匙白色或黃色味噌 1大匙米酒醋

食材成分	2小匙醬油 1大瓣大蒜，切碎
製作方式	1. 把烤箱加熱到華氏400度（攝氏204度）。在烤盤上鋪上鋁箔紙，或使用不沾鍋。 2. 用鹽和黑胡椒調味鮭魚片，然後將其放在一個淺碗或烤盤中。 3. 在另一個小碗裡，將楓糖漿或蜂蜜、味噌、醋、醬油和大蒜攪拌在一起。把醃料倒在魚片上，醃10分鐘。 4. 將鮭魚片帶皮的一面朝下放在烤盤上，烤至鮭魚不透明且呈片狀，大約需12分鐘。

● 茴香魚串

這份食譜適合任何肉質堅硬的魚，例如：鮭魚、太平洋鱈魚或北極鮭魚。茴香是纖維的重要來源。因為我喜歡把廚房工作變得簡單，雖然這個食譜要求烤串，但你可以把魚直接放在烤架上或放在烤盤上就好。如果你沒有烤串，就把所有的材料鋪平放在烤盤一起烤。

餐點份量	4份
食材成分	4塊6盎司的魚片（約170公克） 1顆大的茴香球莖 2顆檸檬 1顆中等的紅洋蔥 2大瓣大蒜，切碎 3小匙乾辣椒片 4大匙橄欖油 1小匙鹽 適量黑胡椒粉
製作方式	1. 把魚切成一口大小的塊狀，放在一個大攪拌碗裡。

製作方式	2. 修整茴香球莖，去掉堅硬的內核，把球切成可一口咬的小塊。把茴香和魚一起放進碗裡。 3. 把檸檬切成薄片。把紅洋蔥切成4瓣，然後剝散。在攪拌碗中加入檸檬和紅洋蔥。再加入大蒜、乾辣椒片、橄欖油、鹽和大量的黑胡椒。輕輕混合食材，使魚肉和茴香塊包裹上香料。 4. 預熱烤箱至華氏325度（攝氏162度）。 5. 組裝肉串：用金屬串，交替叉上魚塊、茴香、檸檬和紅洋蔥，直到所有材料都用完。把烤串放在烤盤上烤6分鐘。如果時間到魚肉還沒烤熟，再多烤2分鐘。

- ## 墨西哥捲配魚佐芒果莎莎醬

用魚片（例如：台灣鯛的吳郭魚）、太平洋鱈魚或阿拉斯加鱈魚來做簡單的墨西哥捲餅。

餐點份量	4份
食材成分	**莎莎醬** 1小匙孜然 1小匙煙燻紅辣椒粉 1/2小匙安丘（Ancho）辣椒粉 1小匙鹽 4塊6盎司的魚片（約170公克） 1大匙萊姆汁 2大匙特級初榨橄欖油 **芒果莎莎** 1顆大芒果，切丁 2大匙紅洋蔥丁 1大匙碎香菜 1根墨西哥辣椒，去籽切丁 1大匙萊姆汁 1/2小匙鹽

食材成分	**墨西哥捲配料** 12片玉米餅 1杯切成薄片的紅色或白色高麗菜 2顆酪梨，切成薄片
製作方式	1. 預熱烤箱至華氏375度（攝氏162度）。 2. 將孜然、煙燻紅辣椒粉、安丘辣椒粉和鹽混合在一個小碗裡。混合均勻，把混合物抹到魚片上。撒上萊姆汁，淋上橄欖油。 3. 把魚片放進烤盤裡烤10分鐘，或者烤到魚肉變薄。 4. 在烤魚的同時，做芒果莎莎醬。將芒果、紅洋蔥、香菜、墨西哥辣椒、萊姆汁和鹽混合，輕輕攪拌。 5. 當魚和莎莎醬準備好後，組裝墨西哥捲餅。將1/3的魚片放在玉米餅上，上面鋪上高麗菜、酪梨片和芒果莎莎醬。

主餐

● 白花椰菜炒豆腐

西洋芹和白花椰菜為這道菜提供了豐富的纖維。

餐點份量	4份
食材成分	12盎司老豆腐（約340公克） 3大匙玉米澱粉 1杯雞湯或蔬菜高湯 3大匙醬油 1大匙米酒醋 2小匙海鮮醬 1/2小匙乾辣椒片

食材成分	1½大匙番茄醬 2大匙冷榨花生油 3杯花椰菜小花 2根西洋芹桿，沿對角線切成薄片 6瓣大蒜，切成薄片 1/2杯切成薄片的蔥花
製作方式	1. 豆腐瀝乾水分，切成2.5公分的方塊。用紙巾吸乾。在一個淺盤子裡放1½大匙玉米澱粉，把豆腐塊放進去。 2. 在一個小碗裡，將剩下1½大匙玉米澱粉和1/4杯雞湯混合，攪拌至順滑。再加入剩下的雞湯、醬油、醋、海鮮醬、乾辣椒片和番茄醬，攪拌至順滑。 3. 在一個大煎鍋裡，用大火加熱花生油。加入豆腐塊，煎至酥脆金黃，大約6分鐘。把豆腐放在盤子裡。 4. 將花椰菜放入煎鍋中，拌炒3分鐘，或直到花頭上的斑點呈淺棕色。加入西洋芹和大蒜，再拌炒2分鐘。加入玉米澱粉混合物繼續煮，經常攪拌，直到內容物開始變稠。加入豆腐塊輕輕攪拌，繼續煮1分鐘或直到豆腐完全加熱。撒入蔥花。

● 茄子披薩

這個食譜最適合大茄子。如果大茄子的外皮很硬，可以削皮。

餐點份量	4份
食材成分	1根大茄子，大約25公分長 適量猶太鹽 2大匙特級初榨橄欖油 1½杯義大利式番茄醬 1/2杯羅勒葉，粗切 1小匙乾辣椒片

食材成分	4盎司磨碎的帕馬森起司（約114公克） 4盎司切碎的莫扎瑞拉起司（約114公克）
製作方式	1. 把茄子橫切成1.25公分厚的圓片。將切片放在雙層紙巾上，撒上猶太鹽以釋放多餘的液體。靜置30分鐘。把切片沖洗乾淨，拍乾。 2. 預熱烤箱至華氏375度（攝氏190度）。 3. 在茄子片的兩面刷上橄欖油，然後放在不沾鍋烤盤上。烤15到20分鐘。 4. 將茄子從烤箱中取出，將烤架預熱至高溫。 5. 在每片茄子上塗上幾勺蒜蓉醬。撒上羅勒和乾辣椒片，然後在每一片上撒上帕馬森起司和莫扎瑞拉起司。 6. 再烤5到10分鐘，或直到莫扎瑞拉起司融化並微微變成棕色。

● 火雞辣椒

家庭最愛。我修改調味料，加入更多的墨西哥辣椒，讓這道菜更辣。如果你喜歡辣椒醬，可以加入一些水、雞湯和切丁番茄。我喜歡一次做2份，然後把其中一半冷凍起來，之後可以當為速食晚餐。

餐點份量	4份
食材成分	1大匙特級初榨橄欖油 1磅火雞碎肉（約454公克） 1杯洋蔥丁 1大匙切碎的大蒜 1顆大的紅色甜椒，去籽並粗切 1根墨西哥辣椒，去籽並粗切 2小匙乾牛至 1片月桂葉 1大匙紅辣椒粉

食材成分	1小匙孜然 1罐15盎司的番茄丁（約425公克） 1小匙鹽 1/2小匙黑胡椒 1罐15盎司的紅腰豆或斑豆（約425公克），瀝乾並沖洗乾淨
製作方式	1. 在一個大燉鍋裡，用大火加熱橄欖油。加入火雞烹準，經常攪拌把結塊打散，約5分鐘，或直到肉變成淺棕色。 2. 加入洋蔥、大蒜、紅椒、墨西哥辣椒、牛至、月桂葉、紅辣椒粉和孜然。攪拌均勻，煮5分鐘。 3. 加入番茄、鹽和黑胡椒。將其煮沸，然後轉小火慢燉，偶爾攪拌，持續15分鐘。如果鍋裡開始變乾，或你喜歡稀一點，可以加少量的水。 4. 加入豆子，煮10多分鐘，偶爾攪拌一下。

● 蘑菇義大利麵和瑞士甜菜

是的，只用一鍋就可以做出美味的義大利麵。瑞士甜菜是極好的纖維來源，給你大量的維他命A、維他命K，以及鐵和鉀等礦物質。使用褐色蘑菇（baby bella／cremini）至少4盎司。如果你想要吃多種蘑菇，可以用其他種類的蘑菇（例如：白蘑菇或香菇）來搭配其餘所需的8盎司蘑菇。

餐點份量	4份
食材成分	4盎司褐色蘑菇（約114公克） 8盎司混合其他蘑菇或褐色蘑菇（約227公克） 12盎司瑞士甜菜（約340公克） 6大匙無鹽奶油 4瓣大蒜瓣，切碎 8盎司全麥義大利麵（約227公克） 3½杯雞湯或蔬菜高湯

食材成分	1/2小匙鹽 1/2小匙黑胡椒 1/2杯磨碎的帕馬森起司
製作方式	1. 把蘑菇蓋擦乾淨，修剪莖。把褐色蘑菇切成兩半，其他的蘑菇切成大約半個褐色蘑菇的大小。剪掉甜菜的莖，把葉子撕成小塊。 2. 在一個大平底鍋裡，用中火融化4大匙奶油，不斷攪拌，直到奶油開始冒泡。加熱5分鐘，或直到奶油開始變黃。關火，將奶油倒入碗中。 3. 將剩下的2大匙奶油加入平底鍋，中火加熱。融化後，加入蘑菇和大蒜，煮到蘑菇變軟並變色，大約需要6到8分鐘。加入義大利麵、甜菜、雞湯、鹽和胡椒粉攪拌至沸騰。把火調到中低，蓋上蓋子，慢燉，偶爾攪拌一下，直到義大利麵有嚼勁，大約10分鐘。（如果鍋底有少量液體殘留也沒關係。） 4. 關火，加入備用奶油和帕馬森起司攪拌。

● 核桃青醬義大利麵

這個食譜的綠色蔬菜需要用到芝麻菜和菠菜，但可依照你的喜好，只使用其中一種，或用瑞士甜菜代替菠菜。

餐點份量	4份
食材成分	1盒全麥細義大利麵 3/4杯核桃 3瓣大蒜 2½杯羅勒 3/4杯磨碎的帕馬森起司 1/4杯特級初榨橄欖油 適量鹽

食材成分	適量黑胡椒粉 3杯混合的芝麻菜和菠菜葉，撕碎 1½杯小番茄，對半切開
製作方式	1. 在一大鍋沸水裡煮義大利麵，直到有嚼勁，大約7到8分鐘。 2. 趁著煮義大利麵時來做青醬。將核桃和大蒜放入食品調理機打30秒。加入羅勒和帕馬森起司，再打30秒。開著馬達，慢慢滴入橄欖油，打到液體呈現光滑狀。加入用鹽和胡椒粉調味。 3. 義大利麵煮好後，用濾盆瀝乾水分，保留一杯煮麵的水，立即將義大利麵放回鍋中。加入芝麻菜和菠菜，義大利麵產生的熱度會煮熟綠色蔬菜。加入對半切開的番茄。加入青醬。如果太乾，加入一些備用的煮麵水。加鹽和胡椒粉調味。

● 櫛瓜豆子肉醬麵

這道菜裡的「麵條」，是螺旋狀或條狀的櫛瓜或黃色的夏南瓜。這種麵條不一定要煮熟，但我認為如果煮熟了這道菜會更好吃。

餐點份量	4份
食材成分	2顆中等大小的櫛瓜或黃南瓜 2大匙特級初榨橄欖油 1顆小洋蔥，切碎 1/2杯切碎的紅蘿蔔 1/4杯切碎的芹菜 4瓣大蒜，切碎 1/2小匙鹽 1罐14盎司的番茄丁（約397公克） 1小匙乾牛至

食材成分	1/2小匙乾辣椒片 1/4杯切碎的歐芹，分開 1罐15盎司的白腰豆（約425公克），瀝乾並沖洗乾淨 1/2杯磨碎的帕馬森起司
製作方式	1. 將櫛瓜用蔬菜削皮器切成細絲。把一大鍋水燒開。 2. 在一個中平底鍋裡，用中火加熱橄欖油。加入洋蔥、紅蘿蔔、芹菜、大蒜和鹽。用中火拌炒，直到紅蘿蔔變軟，大約需要10分鐘。加入番茄丁、牛至、乾辣椒片和歐芹。慢燉，經常攪拌，直到醬汁呈現稠狀，大約6分鐘。 3. 加入豆子，關小火烹煮，經常攪拌，直到豆子完全加熱，大約3分鐘。 4. 將麵條放入沸水中煮3分鐘。在濾鍋中瀝乾水分，將麵條分裝在4個獨立的碗中。 5. 把醬汁舀在麵條上。把帕馬森起司放在桌上。

孩子們的餐點

● 番茄白花椰菜配莫扎瑞拉起司披薩

你可以自己做健康版的傳統披薩，但說真的，當孩子餓了的時候，誰有時間做呢？去買冷凍的花椰菜餅皮就能解決。如果正逢番茄季，用去籽的塊狀番茄來代替番茄醬。

餐點份量	4份
食材成分	1片冷凍花椰菜披薩餅皮 1½杯切碎的莫扎瑞拉起司 1/2杯番茄醬 1/4杯羅勒葉，撕開 1/2小匙乾辣椒片

製作方式	1. 將烤箱預熱至華氏425度（攝氏218度）。 2. 把冷凍的花椰菜餅皮從包裝上取出，放在烤盤上。不要提前解凍。 3. 在餅皮上撒上1½杯莫扎瑞拉起司。在起司上抹上調味汁，一直抹到餅皮邊緣。撒上羅勒葉碎和乾辣椒片。在上面撒上剩下的起司。 4. 把披薩放進烤箱，烤到起司變成金黃色，餅皮酥脆，大約需要12到15分鐘。

● **健康雞塊**

孩子們喜歡雞塊，但大多數速食和冷凍版本都充滿了不健康的食品添加劑、鹽和有害脂肪。試試這個自製的健康版雞塊。節省時間的小竅門：在烤盤中放一些花椰菜，淋上少許橄欖油和鹽，然後和雞塊一起烤。這餐點大約40分鐘就可以完成。

餐點份量	4塊
食材成分	1磅無骨雞胸肉（約454公克） 1/2杯杏仁粉 1/2小匙紅辣椒粉 1/2小匙蒜粉 1/2小匙鹽 1/2小匙黑胡椒 2顆雞蛋
製作方式	1. 預熱烤箱至華氏375度（攝氏190度）。在烤盤上放一個鐵架。 2. 把雞胸肉切成1.25公分寬的條狀。 3. 將杏仁粉、紅辣椒粉、蒜粉、鹽和黑胡椒，混合在一個中碗裡。 4. 在淺盤子裡打個散蛋。

製作方式	5. 將雞肉條浸入蛋液中，然後裹滿杏仁粉混合物。將裹好外衣的雞肉條放在鐵架上。 6. 烤10分鐘，然後把麵包雞肉條翻面，再烤5到10分鐘，或直到麵包雞肉條變得黃金酥脆。

● 健康起司通心粉

希臘優格讓這道美味的食譜變得輕盈了一些。鷹嘴豆通心粉的蛋白質含量是普通粗麵粉麵食的2倍，纖維含量是3倍，而且不含麩質。在烹飪鷹嘴豆通心粉時，烹飪水中有一些泡沫是正常的。煮好後，清洗通心粉，然後在下一步的食譜中使用。

餐點份量	4份
食材成分	1磅鷹嘴豆通心粉（約454公克） 2大匙無鹽奶油 2大匙麵粉 1小匙鹽 1/4小匙黑胡椒 2杯牛奶 1½杯磨碎的切達起司 3/4杯原味脫脂希臘優格 2大匙麵包屑
製作方式	1. 預熱烤箱至華氏450度（攝氏232度）。 2. 將通心粉放入一大鍋沸水中，煮至有嚼勁為止。小心不要煮過頭。用濾盆瀝乾通心粉，用涼水沖洗。 3. 在一個大燉鍋裡，用中火融化奶油。撒上麵粉、鹽和胡椒粉，攪拌成光滑的麵粉糊。 4. 每次加入1/4杯牛奶，煮至麵粉糊變稠。可別煮沸了。 5. 加入起司攪拌，直到起司融化，醬汁變濃。加入優格攪拌。加入通心粉，輕輕攪拌，直到通心粉均勻裹上醬汁。

| 製作方式 | 6. 將通心粉均勻倒入8X8吋烤盤或2夸脫（約2公升）烤盤中，並上面撒上麵包屑。 |
| | 7. 烤15分鐘，或直到頂部和麵包屑變得金黃。 |

● 土耳其漢堡

土耳其漢堡是牛肉漢堡的精瘦替代品。不過味道比較清淡，所以不要猶豫，可以在這道食譜中加入你喜歡的香料。紅辣椒粉效果很好，還有紐澳良風味的辣味肯瓊（Cajun）醬也不錯。你可以多做一些，先把多的肉餅烤熟，然後冷凍2小時過後，放入密封容器中保存。之後要吃前放入冰箱冷藏解凍。

餐點份量	4份
食材成分	1磅火雞（約454公克） 1/4杯麵包屑 1顆洋蔥，切碎 1條蔥，切碎 1顆雞蛋 2小匙大蒜粉 2大匙乾歐芹 1/2小匙鹽 1/4小匙黑胡椒
製作方式	1. 將火雞碎、麵包屑、洋蔥、蔥花、雞蛋、蒜粉、歐芹、鹽和胡椒粉在一個大碗裡混合、拌勻。蓋上保鮮膜或蓋子，放入冰箱冷藏1小時或更長時間。 2. 預熱烤箱至華氏400度（攝氏204度）。 3. 拿出冰箱冷卻後，再將肉餡分成4份。把肉餅放在烤盤裡。 4. 烤30分鐘，或烤到汁液變清，漢堡中間不再呈現粉紅色。

當我建議患者在飲食中添加更多的纖維時，我建議把低營養的零食，例如：餅乾和薯片，換成更健康的選擇。煮熟的毛豆、任何種類的堅果、葵花籽和南瓜籽，以及杏桃乾、葡萄乾、芒果和鳳梨（不加糖的那種）等果乾，甚至是乾海帶，都是方便又美味的選擇。你也可以嘗試用鷹嘴豆泥或莎莎醬配蔬菜條。

● 杏仁葡萄乾能量片

我的孩子喜歡在越野訓練前吃這些零食。

餐點份量	6片
食材成分	3/4杯葡萄乾 1¼杯快熟燕麥（不要用即溶燕麥） 1小匙肉桂 1/2杯有機花生醬或杏仁奶油 1小匙香草精 1/4杯蜂蜜
製作方式	1. 在一個中碗裡，混合葡萄乾、燕麥和肉桂。加入堅果醬、香草精和蜂蜜，攪拌均勻。蓋上蓋子，在冰箱裡放1個小時。 2. 將冷卻後的混合物滾成球或條狀。即使不太可能剩下，剩餘的要記得存放在冰箱裡。

● 健康版微波爐爆米花

市售包裝微波爐爆米花含有化學成分，最好從你的飲食中刪除。使用我提供的簡單版爆米花來替代。在爆米花上撒上傳統的鹽和奶油，或嘗試一些不同的東西：磨碎的帕馬森起司、磨碎的檸檬皮、紅辣椒粉、大蒜粉和咖喱粉，都是不錯的選擇。特殊一點的口味，你可以嘗試無糖可可粉、肉桂粉，或二者都加。

餐點份量	一大碗
食材成分	1/4杯爆米花粒
製作方式	1. 把爆米花粒放進棕色的三明治紙袋裡。將袋子的頂部折疊2到3折，折疊的一面朝下，放入微波爐中。 2. 用微波爐加熱爆米花，直到你聽到爆裂聲放緩。 3. 從微波爐中取出爆米花，倒入碗中，根據你的口味調味。

● 烤芭蕉片

芭蕉片是馬鈴薯片的優質替代品，酥脆的味道，加上大量的益生元纖維。可搭配酪梨醬或莎莎醬食用。

餐點份量	大概3杯
食材成分	2根大條綠芭蕉（green plantain） 2大匙酪梨果油或葡萄籽油 1/2小匙鹽 磨碎的萊姆皮
製作方式	1. 預熱烤箱至華氏375度（攝氏190度）。 2. 芭蕉去皮，切得愈薄愈好（如果有刨削器，就用它）。將切片放入一個中等大小的攪拌碗中，加入油和鹽。輕輕攪拌，使其覆蓋在芭蕉片上。 3. 在大的不沾鍋烤盤上，鋪上切片，不要重疊鋪，每片只鋪一層。烤18分鐘，看看情況如何。如果不夠酥脆或不夠金黃，再烤5分鐘，然後再檢查一次。 4. 從烤箱中取出，撒上鹽和萊姆皮。放涼後再食用。如果還有剩餘，儲存在密封容器中。

● 菠菜朝鮮薊沾醬

要獲取朝鮮薊和菠菜中的益生元纖維，還有什麼比這款經典沾醬更好的方法呢？這個食譜需要朝鮮薊心，但你可以用冷凍版的代替。先煮熟，冷卻後再加入。沾著蔬菜條、皮塔餅或墨西哥玉米片一起吃。沾醬可以在冰箱保存3天。

餐點份量	大概3杯
食材成分	10盎司冷凍菠菜（約284公克），解凍並瀝乾水分 1包8盎司的低脂奶油起司（約227公克） 1杯純脫脂希臘優格 1/2杯罐裝朝鮮薊心，瀝乾並切碎 1/4杯磨碎的帕馬森起司 1/2杯切碎的莫扎瑞拉起司 3瓣大蒜瓣，切碎 1/4小匙乾辣椒片 1小匙檸檬汁 1/2小匙猶太鹽
製作方式	1. 預熱烤箱至華氏350度（攝氏176度）。在一個1夸脫（約1公升）的烤盤上抹油。 2. 用粗棉布或乾淨的廚房毛巾擠壓解凍的菠菜，去除多餘的水分。 3. 在一個大碗裡，將奶油起司和優格混合至光滑狀。 4. 加入菠菜、朝鮮薊、帕馬森起司、莫扎瑞拉起司、大蒜、乾辣椒片、檸檬汁和鹽，攪拌均勻，直到所有材料充分混合。 5. 將混合物倒進塗了油的烤盤中，烤20到25分鐘，或直到表面變成淺棕色。

● 簡單的酪梨醬

酪梨醬配芭蕉片或蔬菜條，是一種快速、能產生能量的零食，所以我喜歡做好在冰箱裡。為了防止酪梨醬的表面變成棕色，把醬放入密封的儲存容器裡時，

把表面弄平整。輕輕倒入剛好夠覆蓋表面0.6公分的冷水。蓋上蓋子，放入冰箱保存。在使用前倒掉水，攪拌酪梨醬。

餐點份量	根據酪梨的大小，可以做2½杯到3杯
食材成分	3顆中等熟的酪梨 1/4杯切碎的紅洋蔥 1根墨西哥辣椒，去籽並切碎 1/4杯切碎的香菜葉和莖 1/2小匙猶太鹽 2大匙萊姆汁
製作方式	1. 把酪梨切成兩半，去核。把果肉挖出來放入一個中等大小的攪拌碗中。 2. 加入洋蔥、墨西哥辣椒、香菜和鹽。輕輕攪拌混合，在酪梨醬中留下一些塊狀酪梨。加入萊姆汁攪拌。

● 鷹嘴豆泥

我的儲藏室裡總是有一些罐裝鷹嘴豆，因為鷹嘴豆是益生元纖維的重要來源。鷹嘴豆泥也是很棒的零食，可以搭配蔬菜條或烤皮塔餅做為午餐。試著把鷹嘴豆做為三明治裡美乃滋的替代品。在準備這個快速版本時，一定要提前把芝麻醬從冰箱裡拿出來，讓它冷卻到室溫，然後再使用。

餐點份量	2杯
食材成分	1罐15盎司的鷹嘴豆（約425公克），瀝乾水分，沖洗乾淨 6大匙中東芝麻醬（Tahini） 6大匙水 2大匙檸檬汁 1大瓣大蒜，切碎 1小匙猶太鹽 1/2小匙孜然

製作方式	1. 將鷹嘴豆放入一加侖大小的拉鍊塑膠袋中。把袋子平放在櫃檯上，用麵杖把鷹嘴豆壓成粗塊。或用食品處理機粗略地切碎鷹嘴豆。 2. 將芝麻醬、水、檸檬汁、大蒜、鹽和孜然放入一個大碗中攪拌均勻。加入鷹嘴豆，攪拌至所有材料完全混合。儲存在一個密封的容器中，放在冰箱中最多可以保存1星期。

果昔

● 運動後的蛋白質果昔

運動後如果有時間，我喜歡給自己做一杯好喝的蛋白質果昔來補充水和能量，另外，這也是運動後的健康獎勵。一旦掌握了這個基本的食譜（不需要很長時間），你會樂在其中，發明屬於你自己的健康奶昔。添加或替代原料，例如：1大匙或2大匙奇亞籽、大麻籽、亞麻籽或南瓜籽、椰油或不加糖的椰子片、一些切碎的棗子。為了獲得額外的營養，可以加入一些切碎的生甘藍或菠菜。一定要試著加一大匙可可粒或無糖可可粉。

餐點份量	一杯
食材成分	1杯冷凍水果或莓果，或1根成熟的香蕉 3大匙花生醬或杏仁奶油 1/2杯原味脫脂希臘優格 1/2到1杯水、堅果奶、燕麥奶或柳橙汁 1大匙蜂蜜（可加或不加）
製作方式	將所有材料放入攪拌機中，高速攪拌1分鐘或至順滑。如果果昔攪拌得不均勻，會太濃稠不好入口，可以加更多的水或冰塊來改善口感。

• 皮膚柔滑果昔

這種簡單、快速的果昔對皮膚很好。水果為你提供抗氧化劑，優格為你提供益生菌，小麥胚芽提供維生素E。忙碌的早晨，我喜歡喝果昔當做快速早餐。

餐點份量	一杯
食材成分	1杯原味脫脂希臘格 1杯新鮮或冷凍藍莓 1/2杯新鮮或冷凍芒果塊 1大匙小麥胚芽 3塊冰塊
製作方式	把所有的原料放在攪拌機裡攪拌均勻。

甜點

• 健康冷凍優格

這是10分鐘內就能吃到的健康甜點。任何一種冷凍水果，單獨食用或混合食用都有效。

餐點份量	4份
食材成分	4杯冷凍水果 1/2杯原味脫脂希臘優格 2小匙香草精 3大匙蜂蜜
製作方式	1. 把所有材料放在食品調理機裡，打到光滑如奶油狀，大約5分鐘或更短，這取決於冷凍水果的類型和大小。 2. 立即食用，或儲存在密封容器裡，放在冰箱冷凍。食用前解凍。

● 藍莓烤步樂

我總是在冰箱裡放一袋藍莓,但你也可以用其他新鮮或冷凍的莓果來做這道簡單的甜點。

餐點份量	4到6份
食材成分	**水果基底** 4杯新鮮或冷凍藍莓 2大匙楓糖漿 1大匙檸檬汁 1小匙香草精 1大匙玉米澱粉 **步樂佐料** 1杯傳統燕麥(不要用即溶燕麥) 1杯切碎的核桃、杏仁或山核桃 1杯杏仁粉 1/2小匙鹽 1/2杯楓糖漿 1/3杯核桃油或葡萄籽油 1小匙香草精
製作方式	1. 預熱烤箱至華氏350度(攝氏176度)。 2. 在一個大碗裡,混合藍莓、楓糖漿、檸檬汁、香草精和玉米澱粉。攪拌均勻。 3. 將莓果基底舀入8×8吋烤盤中。碗裡多餘汁液不用。 4. 在另一個碗裡,混合燕麥、堅果、杏仁粉和鹽。攪拌均勻,然後加入楓糖漿、油和香草。攪拌均勻。 5. 把步樂佐料蓋在莓果上,如果有一些空白也不要擔心。烤40到45分鐘,或直到表面變得金黃。冷卻15分鐘後食用。

- **巧克力慕斯**

快速、簡單，巧克力是我最喜歡的自製甜點。

餐點份量	4份
食材成分	3/4杯牛奶或替代品 3盎司黑巧克力（約85公克），切碎 1大匙蜂蜜 1/2小匙香草精 2杯原味脫脂希臘優格
製作方式	1. 將牛奶和巧克力放入小燉鍋中，中火加熱。攪拌至巧克力融化，然後加入蜂蜜和香草精。 2. 把優格放在一個中等大小的碗裡，慢慢倒入巧克力混合物。攪拌至均勻混合。蓋上蓋子，放入冰箱冷藏2小時。 3. 冷藏食用，上面撒上莓果或其他水果。

- **烤香蕉**

我稱其為甜點，但我喜歡拿來當早餐，同時搭配一些低糖穀麥脆片。下面的食譜只有一份。如果你想做更多，只要把原料乘以你想要的份數。為了增加營養，在把香蕉放進烤箱之前，在香蕉上撒上核桃碎或杏仁片。

餐點份量	1份
食材成分	1根中等熟的香蕉，縱向切成兩半 1/2大匙蜂蜜 1/4小匙肉桂粉、肉豆蔻粉或多香果粉
製作方式	1. 預熱烤箱至華氏400度（攝氏204度）。 2. 把香蕉放在有蓋的烤盤中。淋上蜂蜜，再撒上香料。 3. 蓋上蓋子，烤12分鐘。

● 糖煮水果

一種簡單的水果佐料，非常適合放在煎餅上。我喜歡芒果和藍莓口味，但任何組合都可以。如果你用的是新鮮水果，把它切成草莓大小的塊狀。

餐點份量	3杯
食材成分	3杯新鮮或冷凍水果 3大匙柳橙汁 1/4小匙肉桂粉、肉豆蔻粉或多香果粉 1/4小匙薑末
製作方式	1. 把水果和柳橙汁放在一個中等大小的平底鍋裡，用中火加熱。煮到汁液冒泡，然後轉小火煮10到12分鐘，經常攪拌並壓碎水果。 2. 關火，加入香料和薑攪拌。溫暖食補。 3. 把剩下的材料放在冰箱裡的密封容器裡，或放到冰盒裡冷凍。食用前再加熱。

謝辭

首先，我要感謝席拉‧巴伏（Sheila Buff）出色的研究和寫作，也要感謝她以閃電般的速度與我合作，忍受我愚蠢的雙關語。

我還要感謝我的經紀人兼朋友麗莎‧萊辛（Lisa Leshne）。幾年前我們第一次見面時，我已經有了這本書的核心想法，但生活忙碌，我不得不擱置這項計畫。麗莎從未放棄我。多虧了她令人難以置信的支持和出色的指導，我才有動力以全新的能量和激情來開展這項計畫。萊辛的公司全體同仁都為本書出版付出了心力。

哈珀柯林斯（HarperCollins）的全體團隊值得特別感謝，尤其是安娜‧蒙塔古（Anna Montague）和麗莎‧夏基（Lisa Sharkey）。與安娜合作編輯是一件非常愉快的事情，我很高興麗莎的優秀才華，從第一天起就協助塑造了這本書。

我想感謝我所有的病患，因尊重而讓我進入他們的私密生活中，每天讓我有所收穫。

最後感謝桑迪（Sandy），感謝她的支持。

資料來源

第一章

1. Wilmanski T, Diener C, Rappaport N, et al. Gut Microbiome Pattern Ref lectsHealthy Ageing and Predicts Survival in Humans. Nat Metab. 2021 Feb;3(2):274–286.doi: 10.1038/s42255-021-00348-0. Epub 2021 Feb 18. PMID: 33619379; PMCID:PMC8169080. Erratum in: Nat Metab. 2021 Apr;3(4):586.

2. Yeoh YK, Zuo T, Lui GC, et al. Gut Microbiota Composition Reflects DiseaseSeverity and Dysfunctional Immune Responses in Patients with COVID-19. Gut.2021 Apr;70(4):698–706. Published Online First: 11 January 2021. doi: 10.1136/gutjnl-2020–323020.

3. Elshazli RM, Kline A, Elgaml A, et al. Gastroenterology Manifestations andCOVID-19 Outcomes: A Meta-analysisof 25,252 Cohorts among the First and SecondWaves. J Med Virol. 2021 May;93(5):2740–2768. doi: 10.1002/jmv.26836. Epub2021 Feb 23. PMID: 33527440; PMCID: PMC8014082.

4. Louca P, Murray B, Klaser K, et al. Modest Effects of Dietary Supplements During theCOVID-19 Pandemic: Insights from 445 850 Users of the COVID-19 Symptom StudyApp. BMJ Nutr Prev Health 2021;4(1): 149–157. doi: 10.1136/bmjnph-2021–000250.

5. Blaabjerg S, Artzi DM, Aabenhus R. Probiotics for the Prevention of Antibiotic-AssociatedDiarrhea in Outpatients—ASystematic Review and Meta-analysis. Antibiotics(Basel). 2017;6(4).pii:E21.

6. Ford AC, Harris LA, Lacy BE, et al. Systematic Review with Meta-analysis:TheEfficacy of Prebiotics, Probiotics, Synbiotics and Antibiotics in Irritable BowelSyndrome. Aliment Pharmacol Thera. 2018;48(10):1044–1060.

7. Gadelha CJMU, Bezerra AN. Effects of Probiotics on the Lipid Profile: SystematicReview. J Vasc Bras. 2019;18:e20180124. Published 2019 Aug 9. doi: 10.1590/1677–5449.180124.

8. Davis LMG, Martinez I, Walter J, Hutkins R. A Dose Dependent Impact of PrebioticGalacto oligosaccharides on the Intestinal Microbiota of Healthy Adults. Int J FoodMicrobiol. 2010 Dec 15;144(2):285–292. doi: 10.1016/j.ijfoodmicro.2010.10.007.

第二章

1. Yano JM, Yu K, Donaldson GP, et al. Indigenous Bacteria from the Gut MicrobiotaRegulate Host Serotonin Biosynthesis. Cell. 2015 Apr 9;161(2):264–276. doi:10.1016/ j.cell.2015.02.047. PMID: 25860609; PMCID: PMC4393509. Erratum in: Cell.2015 Sep 24;163:258.

2. Parker A, Fonseca S, Carding SR. Gut Microbes and Metabolites as Modulators ofBlood-BrainBarrier Integrity and Brain Health. Gut Microbes. 2020;11(2):135–157.doi:

10.1080/19490976.2019.1638722.

3. Yang J, Zheng P, Li Y, et al. Landscapes of Bacterial and Metabolic Signatures andTheir Interaction in Major Depressive Disorders. Sci Adv. 2020 Dec 2;6(49):eaba8555.doi: 10.1126/sciadv.aba8555. PMID: 33268363; PMCID: PMC7710361.

4. Martami F, Togha M, Seifishahpar M, et al. The Effects of a Multispecies ProbioticSupplement on Inflammatory Markers and Episodic and Chronic Migraine Characteristics:A Randomized Double-BlindControlled Trial. Cephalalgia. 2019Jun;39(7):841–853. doi: 10.1177/0333102418820102. Epub 2019 Jan 8. PMID: 30621517.

5. Guo M, Peng J, Huang X, et al. Gut Microbiome Features of Chinese Patients NewlyDiagnosed with Alzheimer's Disease or Mild Cognitive Impairment. J AlzheimersDis. 2021;80(1):299–310. doi: 10.3233/JAD-201040. PMID: 33523001.

6. Vogt NM, Kerby RL, Dill-McFarlandKA, et al. Gut Microbiome Alterations in Alzheimer'sDisease. Sci Rep. 2017 Oct 19;7(1):13537. doi: 10.1038/s41598-017-13601-y. PMID: 29051531; PMCID: PMC5648830.

7. Zhang R, Miller RG, Gascon R, et al. Circulating Endotoxin and Systemic ImmuneActivation in Sporadic Amyotrophic Lateral Sclerosis (sALS). J Neuroimmunol.2009;206:121–124.

8. Armstrong NM, Tom SE, Harrati A, et al. Longitudinal Relationship of LeisureActivity Engagement with Cognitive Performance Among Non-Demented,Community-DwellingOlder Adults. Gerontologist. 2021 Mar 30:gnab046. doi:10.1093/geront/gnab046. Epub ahead of print. PMID: 33784376.

9. Holt-LunstadJ, Smith TB, Layton JB. Social Relationships and Mortality Risk: AMeta-analyticReview. PLoS Med. 2010 Jul 27;7(7):e1000316. doi: 10.1371/journal.pmed.1000316. PMID: 20668659; PMCID: PMC2910600.

10.Donovan NJ, Blazer D. Social Isolation and Loneliness in Older Adults: Reviewand Commentary of a National Academies Report. Am J Geriatr Psychiatry. 2020Dec;28(12):1233–1244. doi: 10.1016/j.jagp.2020.08.005. Epub 2020 Aug 19. PMID:32919873; PMCID: PMC7437541.

11.Sommerlad A, Ruegger J, Singh-ManouxA, et al. Marriage and Risk of Dementia:Systematic Review and Meta-analysisof Observational Studies. J Neurol NeurosurgPsychiatry. 2018;89:231–238.

12.Dill-McFarlandKA, Tang ZZ, Kemis JH, et al. Close Social Relationships Correlatewith Human Gut Microbiota Composition. Sci Rep. 2019 Jan 24;9(1):703. doi:10.1038/s41598-018-37298–9. PMID: 30679677; PMCID: PMC6345772.

13.Park SQ, Kahnt T, Dogan A, et al. A Neural Link Between Generosity and Happiness.Nat Commun. 2017 Jul 11;8:15964. doi: 10.1038/ncomms15964. PMID:28696410; PMCID: PMC5508200.

第三章

1. Eckel RH, Jakicic JM, Ard JD, et al. 2013 AHA/ACC Guideline on Lifestyle Managementto Reduce Cardiovascular Risk: A Report of the American College of Cardiology/American

Heart Association Task Force on Practice Guidelines. J Am CollCardiol. 2014;63(25 Pt B):2960–2984. PMID: 24239922.

2. Ballarini T, et al. Mediterranean Diet, Alzheimer Disease Biomarkers and BrainAtrophy in Old Age. Neurology. 2021 May 5;96(24):e2920–e2922. doi: 10.1212/WNL.0000000000012067. Epub ahead of print. PMID: 33952652.

3. Hahn VS, Knutsdottir H, Luo X, et al. Myocardial Gene Expression Signaturesin Human Heart Failure with Preserved Ejection Fraction. Circulation. 2021 Jan12;143(2):120–134. doi: 10.1161/CIRCULATIONAHA.120.050498. Epub 2020 Oct 29.PMID: 33118835; PMCID: PMC7856095.

4. Morris MC, Tangney CC, Wang Y, et al. MIND Diet Slows Cognitive Decline withAging. Alzheimers Dement. 2015;11(9):1015–1022. doi:10.1016/j.jalz.2015.04.011.

5. Morris MC, Tangney CC, Wang Y, et al. MIND Diet Associated with ReducedIncidence of Alzheimer's Disease. Alzheimers Dement. 2015 Sep;11(9):1007–1014. doi: 10.1016/j.jalz.2014.11.009. Epub 2015 Feb 11. PMID: 25681666; PMCID:PMC4532650.

6. Asnicar F, Berry SE, Valdes AM, et al. Microbiome Connections with Host Metabolismand Habitual Diet from 1,098 Deeply Phenotyped Individuals. Nat Med.2021 Feb;27(2):321–332. doi: 10.1038/s41591-020-01183-8. Epub 2021 Jan 11. PMID:33432175.

7. David LA, Maurice CF, Carmody RN, et al. Diet Rapidly and Reproducibly Altersthe Human Gut Microbiome. Nature. 2014 Jan 23;505(7484):559–563. doi: 10.1038/nature12820. Epub 2013 Dec 11. PMID: 24336217; PMCID: PMC3957428.

8. Wang Z, Bergeron N, Levison BS, et al. Impact of Chronic Dietary Red Meat, WhiteMeat, or Non-meatProtein on Trimethylamine N-oxideMetabolism and Renal Excretionin Healthy Men and Women. Eur Heart J. 2019 Feb 14;40(7):583–594. doi:10.1093/eurheartj/ehy799.

9. Ghosh TS, Rampelli S, Jeffery IB, et al. Mediterranean Diet Intervention Alters thegut Microbiome in Older People Reducing Frailty and Improving Health Status:The NU-AGE 1-Year Dietary Intervention Across Five European Countries. Gut.2020 Jul;69(7):1218–1228. doi: 10.1136/gutjnl-2019-319654. Epub 2020 Feb 17. PMID:32066625; PMCID: PMC7306987.

10.Chapman MA. The Role of the Colonic Flora in Maintaining a Healthy Large BowelMucosa. Ann R Coll Surg Engl. 2001 Mar;83(2):75-80. PMID: 11320933; PMCID:PMC2503330.

11.Rios-CovianD, Ruas-MadiedoP, Margolles A, et al. Intestinal Short-ChainFattyAcids and Their Link with Diet and Human Health. Front Microbiol. 2016. doi:10.3389/fmicb.2016.00185

12.Oliver A, Chase AB, Weihe C, et al. High-Fiber,Whole-FoodDietary InterventionAlters the Human Gut Microbiome but Not Fecal Short-ChainFatty Acids. mSystems.2021 Mar 16;6(2):e00115–e00121. doi: 10.1128/mSystems.00115–21. PMID:33727392

13.Thompson SV, Bailey MA, Taylor AM, et al. Avocado Consumption Alters GastrointestinalBacteria Abundance and Microbial Metabolite Concentrations AmongAdults with Overweight or Obesity: A Randomized Controlled Trial. J Nutr.2021 Apr 8;151(4):753-762. doi: 10.1093/jn/nxaa219. PMID: 32805028; PMCID:PMC8030699.

14. Gurwara A, Dai A, Ajami N, et al. Caffeine Consumption and the Colonic Mucosa-AssociatedGut Microbiota. Am J Gastroenterol. 2019 Oct;114:S119–S120. doi:10.14309/01.ajg.0000590316.43252.64.

15. Chen Y, Wu Y, Du M, et al. An Inverse Association Between Tea Consumption andColorectal Cancer Risk. Oncotarget. 2017 Jun 6;8(23):37367–37376. doi: 10.18632/oncotarget.16959. PMID: 28454102; PMCID: PMC5514915.

16. Peterson CT, Vaughn AR, Sharma V, et al. Effects of Turmeric and CurcuminDietary Supplementation on Human Gut Microbiota: A Double-Blind,Randomized,Placebo-ControlledPilot Study. J Evid Based Integr Med. 2018 Jan–Dec;23:2515690X18790725.

17. Yashin A, Yashin Y, Xia X, Nemzer B. Antioxidant Activity of Spices and Their Impacton Human Health: A Review. Antioxidants (Basel). 2017;6(3):70. Published2017 Sep 15. doi: 10.3390/antiox6030070.

18. Le Roy CI, Wells PM, Si J, et al. Red Wine Consumption Associated with IncreasedGut Microbiota α-Diversityin 3 Independent Cohorts. Gastroenterology. 2020Jan;158(1):270–272. e2. doi: 10.1053/j.gastro.2019.08.024.

19. Yin C, Noratto GD, Fan X, et al. The Impact of Mushroom Polysaccharides on GutMicrobiota and Its Beneficial Effects to Host: A Review. Carbohydr Polym. 2020Dec 15;250:116942. doi: 10.1016/j.carbpol.2020.116942. Epub 2020 Aug 27. PMID:33049854. Jayachandran M, Xiao J, Xu B. A Critical Review on Health PromotingBenefits of Edible Mushrooms Through Gut Microbiota. Int J Mol Sci. 2017 Sep8;18(9):1934. doi: 10.3390/ijms18091934. PMID: 28885559; PMCID: PMC5618583.

20. Suez J, Korem T, Zilberman-SchapiraG, et al. Non-caloricArtificial Sweetenersand the Microbiome: Findings and Challenges. Gut Microbes. 2015;6(2):149–155. doi: 10.1080/19490976.2015.1017700. Epub 2015 Apr 1. PMID: 25831243; PMCID:PMC4615743.

21. Saad MJA, Santos A, Prada PO. Linking Gut Microbiota and Inflammation toObesity and Insulin Resistance. Physiology (Bethesda). 2016 Jul;31(4):283–293. doi:10.1152/physiol.00041.2015. PMID: 27252163.

22. Turnbaugh PJ, Ley RE, Mahowald MA, et al. An Obesity-AssociatedGut Microbiomewith Increased Capacity for Energy Harvest. Nature. 2006 Dec 21;444(7122):1027–1031. doi: 10.1038/nature05414. PMID: 17183312.

23. Meslier V, Laiola M, Roager HM, et al. Mediterranean Diet Intervention in Overweightand Obese Subjects Lowers Plasma Cholesterol and Causes Changes inthe Gut Microbiome and Metabolome Independently of Energy Intake. Gut. 2020Jul;69(7):1258–1268. doi: 10.1136/gutjnl-2019–320438. Epub 2020 Feb 19. PMID:32075887; PMCID: PMC7306983.

24. Alcock J, Maley CC, Aktipis CA. Is Eating Behavior Manipulated by the GastrointestinalMicrobiota? Evolutionary Pressures and Potential Mechanisms. Bioessays.2014;36(10):940–949. doi: 10.1002/bies.201400071.

25. Savaiano DA, Ritter AJ, Klaenhammer TR, et al. Improving Lactose Digestion andSymptoms of Lactose Intolerance with a Novel Galacto-Oligosaccharide(RP-G28):A Randomized, Double-BlindClinical Trial. Nutr J. 2013;12:160. doi: 10.1186/1475-2891-12-160.

26.Oak SJ, Jha R. The Effects of Probiotics in Lactose Intolerance: A Systematic Review.Crit Rev Food Sci Nutr. 2019;59(11):1675–1683. doi: 10.1080/10408398.2018.1425977.Epub 2018 Feb 9. PMID: 29425071.

27.Cheng J, Ouwehand AC. Gastroesophageal Reflux Disease and Probiotics: A SystematicReview. Nutrients. 2020;12(1):132. Published 2020 Jan 2. doi: 10.3390/nu12010132.

第四章

1. American Gastroenterological Association, Bharucha AE, Dorn SD, et al. AmericanGastroenterological Association Medical Position Statement on Constipation. Gastr oenterology.2013;144(1):211–217.

2. Ohkusa T, Koido S, Nishikawa Y, Sato N. Gut Microbiota and Chronic Constipation:A Review and Update. Front Med (Lausanne). 2019;6:19. Published 2019 Feb 12. doi:10.3389/fmed.2019.00019.

3. Huaman JW, Mego M, Manichanh C, et al. Effects of Prebiotics vs a Diet Low inFODMAPs in Patients with Functional Gut Disorders. Gastroenterology. 2018Oct;155(4):1004–1007. doi: 10.1053/j.gastro.2018.06.045. Epub 2018 Jun 30. PMID:29964041.

4. Parkes GC, Sanderson JD, Whelan K. Treating Irritable Bowel Syndrome withProbiotics: The Evidence. Proc Nutr Soc. 2010 May;69(2):187–194. doi: 10.1017/S002966511000011X. Epub 2010 Mar 18. PMID: 20236566.

5. El-SalhyM, Ystad SO, Mazzawi T, Gundersen D. Dietary Fiber in Irritable Bowel Syndrome(Review). Int J Mol Med. 2017;40(3):607–613. doi: 10.3892/ijmm.2017.3072.

6. Moser G, Tragner S, Gajowniczek EE, et al. Long-TermSuccess of GUT-DirectedGroup Hypnosis for Patients with Refractory Irritable Bowel Syndrome: A RandomizedControlled Trial. Am J Gastroenterol. 2013;108(4):602–609.

7. Gaylord SA, Palsson OS, Garland EL, et al. Mindfulness Training Reduces the Severityof Irritable Bowel Syndrome in Women: Results of a Randomized ControlledTrial. Am J Gastroenterol. 2011 Sep;106(9):1678–1688. doi: 10.1038/ajg.2011.184.Epub 2011 Jun 21. PMID: 21691341; PMCID: PMC6502251.

8. Rahimi R, Abdollahi M. Herbal Medicines for the Management of Irritable BowelSyndrome: A Comprehensive Review. World J Gastroenterol. 2012 Feb 21;18(7):589–600. doi: 10.3748/wjg.v18.i7.589. PMID: 22363129; PMCID: PMC3281215.

9. Parkes GC, Sanderson JD, Whelan K. Treating Irritable Bowel Syndrome withProbiotics: The Evidence. Proc Nutr Soc. 2010 May;69(2):187–194. doi: 10.1017/S002966511000011X. Epub 2010 Mar 18. PMID: 20236566.

10.Tursi A, Papa A, Danese S. Review Article: The Pathophysiology and MedicalManagement of Diverticulosis and Diverticular Disease of the Colon. AlimentPharmacol Ther. 2015;42(6):664–684.

11.Perrott S, McDowell R, Murchie P, et al. Global Rise in Early-OnsetColorectalCancer: An Association with Antibiotic Consumption? Ann. Oncol. 2021 Jul;32:S213.

12. Veettil SK, Wong TY, Loo YS, et al. Role of Diet in Colorectal Cancer Incidence:Umbrella Review of Meta-analysesof Prospective Observational Studies. JAMANetw Open. 2021 Feb 1;4(2):e2037341. doi: 10.1001/jamanetworkopen.2020.37341.PMID: 33591366; PMCID: PMC7887658.

13. Modi RM, Hinton A, Pinkhas D, et al. Implementation of a Defecation PostureModification Device: Impact on Bowel Movement Patterns in Healthy Subjects. JClin Gastroenterol. 2019 Mar;53(3):216–219. doi: 10.1097/MCG.0000000000001143.PMID: 30346317; PMCID: PMC6382038.

第五章

1. Gkogkolou P, Bohm M. Advanced Glycation End Products: Key Players in Skin Aging?Dermatoendocrinol. 2012;4(3):259–270. doi: 10.4161/derm.22028.

2. de Miranda RB, Weimer P, Rossi RC. Effects of Hydrolyzed Collagen Supplementationon Skin Aging: A Systematic Review and Meta-analysis.Int J Dermatol. 2021Mar 20. doi: 10.1111/ijd.15518. Epub ahead of print. PMID: 33742704.

3. Salem I, Ramser A, Isham N, Ghannoum MA. The Gut Microbiome as a Major Regulatorof the Gut-SkinAxis. Front Microbiol. 2018;9:1459. Published 2018 Jul 10. doi:10.3389/fmicb.2018.01459.

4. Stahl W, Heinrich U, Aust O, et al. Lycopene-RichProducts and Dietary Photoprotection. Photochem Photobiol Sci. 2006;5(2):238–242. doi: 10.1039/b505312a.

5. Garcia-PetersonLM, Wilking-BuschMJ, Ndiaye MA, et al. Sirtuins in Skin and SkinCancers. Skin Pharmacol Physiol. 2017;30(4):216–224. doi: 10.1159/000477417.

6. Placzek M, Gaube S, Kerkmann U, et al. Ultraviolet B–InducedDNA Damage inHuman Epidermis Is Modified by the Antioxidants Ascorbic Acid and D-alpha-tocopherol.J Invest Dermatol. 2005;124:304–307.

7. Reygagne P, Bastien P, Couavoux MP, et al. The Positive Benefit of Lactobacillusparacasei NCC2461 ST11 in Healthy Volunteers with Moderate to Severe Dandruff.Benef Microbes. 2017 Oct 13;8(5):671–680. doi: 10.3920/BM2016.0144. Epub 2017Aug 9. PMID: 28789559.

8. Callewaert C, Lambert J, Van de Wiele T. Towards a Bacterial Treatment for ArmpitMalodour. Exp Dermatol. 2017;26(5):388–391. doi: 10.1111/exd.13259.

9. Kober MM, Bowe WP. The Effect of Probiotics on Immune Regulation, Acne, andPhotoaging. Int J Womens Dermatol. 2015;1(2):85–89. Published 2015 Apr 6. doi:10.1016/j.ijwd.2015.02.001. Knackstedt R, Knackstedt T, Gatherwright J. The Role ofTopical Probiotics in Skin Conditions: A Systematic Review of Animal and HumanStudies and Implications for Future Therapies. Exp Dermatol. 2020;29(1):15–21. doi:10.1111/exd.14032. Yu Y, Dunaway S, Champer J, et al. Changing Our Microbiome:Probiotics in Dermatology. Br J Dermatol. 2020;182(1):39–46. doi: 10.1111/bjd.18088.

10. Janvier X, Alexandre S, Boukerb A, et al. Deleterious Effects of an Air Pollutant(NO2) on a Selection of Commensal Skin Bacterial Strains, Potential Contributor toDysbiosis? Front Microbiol. 2020 Dec 8;11:591839. doi: 10.3389/fmicb.2020.591839.PMID: 33363523; PMCID: PMC7752777.

第六章

1. Smith PJ, Blumenthal JA, Hoffman BM, et al. Aerobic Exercise and NeurocognitivePerformance: A Meta-analyticReview of Randomized Controlled Trials. PsychosomMed 2010;72:239–252.

2. Mok A, Khaw KT, Luben R, et al. Physical Activity Trajectories and Mortality: PopulationBased Cohort Study. BMJ. 2019 Jun 26;365:l2323. doi: 10.1136/bmj.l2323.PMID: 31243014; PMCID: PMC6592407.

3. Sallis R, Young DR, Tartof SY, et al. Physical Inactivity Is Associated with a HigherRisk for Severe COVID-19 Outcomes: A Study in 48,440 Adult Patients. Br J SportsMed. 2021 Apr 13:bjsports-2021-104080. doi: 10.1136/bjsports-2021-104080. Epubahead of print. PMID: 33849909; PMCID: PMC8050880.

4. Zhu Q, Jiang S, Du G. Effects of Exercise Frequency on the Gut Microbiota in ElderlyIndividuals. Microbiologyopen. 2020 Aug;9(8):e1053. doi: 10.1002/mbo3.1053.Epub 2020 May 1. PMID: 32356611; PMCID: PMC7424259.

5. Hughes RL. A Review of the Role of the Gut Microbiome in Personalized Sports Nutrition. Front Nutr. 2020 Jan 10;6:191. doi: 10.3389/fnut.2019.00191. PMID: 31998739;PMCID: PMC6966970.

6. Scheiman J, Luber JM, Chavkin TA, et al. Meta-omicsAnalysis of Elite AthletesIdentifies a Performance-Enhancing Microbe That Functions via Lactate Metabolism.Nat Med. 2019;25:1104–1109. doi: 10.1038/s41591-019-0485-4.

7. Allen JM, Mailing LJ, Niemiro GM, et al. Exercise Alters Gut Microbiota Compositionand Function in Lean and Obese Humans. Med Sci Sports Exerc. 2018Apr;50(4):747–757. doi: 10.1249/MSS.0000000000001495. PMID: 29166320.

8. Chau JY, Grunseit AC, Chey T, et al. Daily Sitting Time and All-CauseMortality: AMeta-analysis.PLoS One. 2013;8(11):e80000. Published 2013 Nov 13. doi: 10.1371/journal.pone.0080000.

9. Chau JY, Grunseit AC, Chey T, et al. Daily Sitting Time and All-CauseMortality: AMeta-analysis.PLoS One. 2013;8(11):e80000. Published 2013 Nov 13. doi: 10.1371/journal.pone.0080000.

10. Patel AV, Maliniak ML, Rees-PuniaE, et al. Prolonged Leisure Time Spent Sittingin Relation to Cause-SpecificMortality in a Large US Cohort. Am J Epidemiol. 2018Oct 1;187(10):2151–2158. doi: 10.1093/aje/kwy125.

11. Jahnke R, Larkey L, Rogers C, et al. A Comprehensive Review of Health Benefits ofQigong and Tai Chi. Am J Health Promot. 2010;24(6):e1–e25.

12. MacEwen BT, MacDonald DJ, Burr JF. A Systematic Review of Standing andTreadmill Desks in the Workplace. Prev Med. 2015 Jan;70:50–58. doi: 10.1016/j.ypmed.2014.11.011. Epub 2014 Nov 28. PMID: 25448843.

13. Bosse JD, Dixon BM. Dietary Protein to Maximize Resistance Training: A Reviewand Examination of Protein Spread and Change Theories. J Int Soc Sports Nutr. 2012Sep 8;9(1):42. doi: 10.1186/1550-2783-9-42. PMID: 22958314; PMCID: PMC3518828.

14. Buigues C, Fernandez-GarridoJ, Pruimboom L, et al. Effect of a Prebiotic Formulationon Frailty Syndrome: A Randomized, Double-BlindClinical Trial. Int J MolSci. 2016 Jun 14;17(6):932. doi: 10.3390/ijms17060932. PMID: 27314331; PMCID:PMC4926465.

15. Nilsson AG, Sundh D, Backhed F, Lorentzon M. Lactobacillus reuteri Reduces BoneLoss in Older Women with Low Bone Mineral Density: A Randomized, Placebo-Controlled,Double-Blind,Clinical Trial. J Intern Med. 2018 Sep;284(3):307–317. doi:10.1111/joim.12805.

16. de Sire A, de Sire R, Petito V, et al. Gut-JointAxis: The Role of Physical Exerciseon Gut Microbiota Modulation in Older People with Osteoarthritis. Nutrients.2020;12(2):574. Published 2020 Feb 22. doi: 10.3390/nu12020574.

17. Bodkhe R, Balakrishnan B, Taneja V. The Role of Microbiome in Rheumatoid ArthritisTreatment. Ther Adv Musculoskelet Dis. 2019;11:1759720X19844632. Published2019 Jul 30. doi: 10.1177/1759720X19844632.

第七章

1. Johnstone N, Milesi C, Burn O, et al. Anxiolytic Effects of a Galacto-OligosaccharidesPrebiotic in Healthy Females (18–25 Years) with Corresponding Changes in GutBacterial Composition. Sci Rep. 2021 Apr 15;11(1):8302. doi: 10.1038/s41598-021-87865-w. PMID: 33859330; PMCID: PMC8050281.

2. Jim Cornall, "New Research Shows FrieslandCampina Ingredients' Biotis GOSReduces Anxiety," DairyReporter.com, May 20, 2021, https://www.dairyreporter.com/Article/2021/05/20/New-research-shows-FrieslandCampina-Ingredients-Biotis-GOS-reduces-anxiety.

3. Kiecolt-GlaserJK, Wilson SJ, Bailey ML, et al. Marital Distress, Depression, and aLeaky Gut: Translocation of Bacterial Endotoxin as a Pathway to Inflammation. Psychoneuroendocrinology.2018 Dec;98:52–60. doi: 10.1016/j.psyneuen.2018.08.007.Epub 2018 Aug 4. PMID: 30098513; PMCID: PMC6260591.

4. Goldstein P, Weissman-FogelI, Dumas G, Shamay-TsoorySG. Brain-to-BrainCouplingDuring Handholding Is Associated with Pain Reduction. Proc Natl Acad SciUSA. 2018 Mar 13;115(11):E2528–E2537. doi: 10.1073/pnas.1703643115. Epub 2018Feb 26. PMID: 29483250; PMCID: PMC5856497.

5. Hunt MG, Marx R, Lipson C, Young J. No More FOMO: Limiting Social Media DecreasesLoneliness and Depression. J Soc Clin Psychol. 2018;37(10):751–768.

6. 2020 Stress in America™ survey; the Harris Poll on behalf of the American PsychologicalAssociation.

7. Househam AM, Peterson CT, Mills PJ, Chopra D. The Effects of Stress and Meditationon the Immune System, Human Microbiota, and Epigenetics. Adv Mind BodyMed. 2017 Fall;31(4):10–25. PMID: 29306937.

8. Gaylord SA, Palsson OS, Garland EL, et al. Mindfulness Training Reduces The Severityof Irritable Bowel Syndrome in Women: Results of a Randomized ControlledTrial. Am J Gastroenterol. 2011 Sep;106(9):1678–1688. doi: 10.1038/ajg.2011.184.Epub 2011 Jun 21.

PMID: 21691341; PMCID: PMC6502251.

9. Lambert NM, Fincham FD, Stillman TF. Gratitude and Depressive Symptoms: TheRole of Positive Reframing and Positive Emotion. Cogn Emot. 2012;26(4):615–633.doi: 10.1080/02699931.2011.595393. Epub 2011 Sep 19. PMID: 21923564.

10. Stier-JarmerM, Throner V, Kirschneck M, et al. The Psychological and PhysicalEffects of Forests on Human Health: A Systematic Review of Systematic Reviewsand Meta-Analyses. Int J Environ Res Public Health. 2021 Feb 11;18(4):1770. doi:10.3390/ijerph18041770. PMID: 33670337; PMCID: PMC7918603.

11. Lackner JM, Jaccard J, Radziwon CD, et al. Durability and Decay of TreatmentBenefit of Cognitive Behavioral Therapy for Irritable Bowel Syndrome: 12-MonthFollow-up.Am J Gastroenterol. 2019;114:330–338.

12. Martin FP, Montoliu I, Nagy K, et al. Specific Dietary Preferences Are Linked toDiffering Gut Microbial Metabolic Activity in Response to Dark Chocolate Intake. JProteome Res. 2012 Dec 7;11(12):6252–6263. doi: 10.1021/pr300915z. Epub 2012 Nov19. PMID: 23163751.

13. Wiese M, Bashmakov Y, Chalyk N, et al. Prebiotic Effect of Lycopene and DarkChocolate on Gut Microbiome with Systemic Changes in Liver Metabolism, SkeletalMuscles and Skin in Moderately Obese Persons. Biomed Res Int. 2019 Jun2;2019:4625279. doi: 10.1155/2019/4625279. PMID: 31317029; PMCID: PMC6604498.Tuohy KM, Conterno L, Gasperotti M, Viola R. Up-Regulatingthe Human IntestinalMicrobiome Using Whole Plant Foods, Polyphenols, and/or Fiber. J AgricFood Chem. 2012 Sep 12;60(36):8776–8782. doi: 10.1021/jf2053959. Epub 2012 Jun12. PMID: 22607578.

第八章

1. "America's State of Mind Report." Express Scripts, April 16, 2020. https://express-scripts.com/corporate/americas-state-of-mind-report.

2. Centers for Disease Control, National Center for Chronic Disease Preventionand Health Promotion, Division of Population Health, Sleep and Sleep Disorders, https://www.cdc.gov/sleep/index.html.

3. Huang T, Redline S. Cross-Sectionaland Prospective Associations of Actigraphy-AssessedSleep Regularity with Metabolic Abnormalities: The Multi-EthnicStudy ofAtherosclerosis. Diabetes Care. 2019 Aug;42(8):1422–1429. doi: 10.2337/dc19-0596.

4. Robbins R, Quan SF, Weaver MD, et al. Examining Sleep Deficiency and Disturbanceand Their Risk for Incident Dementia and All-CauseMortality in OlderAdults Across 5 Years in the United States. Aging (Albany NY). 2021;13:3254–3268.doi: 10.18632/aging.202591.

5. Fultz NE, Bonmassar G, Setsompop K, et al. Coupled Electrophysiological, Hemodynamic,and Cerebrospinal Fluid Oscillations in Human Sleep. Science. 2019Nov 1;366(6465):628–631. doi: 10.1126/science.aax5440. PMID: 31672896; PMCID:PMC7309589.

6. St-OngeMP. Sleep-ObesityRelation: Underlying Mechanisms and Consequencesfor

Treatment. Obes Rev. 2017 Feb;18 Suppl 1:34–39. doi: 10.1111/obr.12499. PMID:28164452.

7. Greer SM, Goldstein AN, Walker MP. The Impact of Sleep Deprivation on FoodDesire in the Human Brain. Nat Commun. 2013;4:2259. doi: 10.1038/ncomms3259.PMID: 23922121; PMCID: PMC3763921.

8. West NP, Hughes L, Ramsey R, et al. Probiotics, Anticipation Stress, and the AcuteImmune Response to Night Shift. Front Immunol. 2021 Jan 28;11:599547. doi:10.3389/fimmu.2020.599547. PMID: 33584665; PMCID: PMC7877220.

9. Li Y, Hao Y, Fan F, Zhang B. The Role of Microbiome in Insomnia, CircadianDisturbance and Depression. Front Psychiatry. 2018 Dec 5;9:669. doi: 10.3389/fpsyt.2018.00669. PMID: 30568608; PMCID: PMC6290721.

10. Takada M, Nishida K, Gondo Y, et al. Beneficial Effects of Lactobacillus caseiStrain Shirota on Academic Stress-InducedSleep Disturbance in Healthy Adults:A Double-Blind,Randomised, Placebo-ControlledTrial. Benef Microbes. 2017 Apr26;8(2):153–162. doi: 10.3920/BM2016.0150. PMID: 28443383. Marotta A, SarnoE, Del Casale A, et al. Effects of Probiotics on Cognitive Reactivity, Mood, andSleep Quality. Front Psychiatry. 2019;10:164. Published 2019 Mar 27. doi: 10.3389/fpsyg.2019.00164.

11. van Herwaarden MA, Katzka DA, Smout AJ, et al. Effect of Different RecumbentPositions on Postprandial Gastroesophageal Reflux in Normal Subjects. Am J Gastroenterol.2000 Oct;95(10):2731–2736. doi: 10.1111/j.1572-0241.2000.03180.x. PMID:11051341.

12. Duboc H, Coffin B, Siproudhis L. Disruption of Circadian Rhythms and Gut Motility:An Overview of Underlying Mechanisms and Associated Pathologies. J ClinGastroenterol. 2020 May–Jun;54(5):405–414. doi: 10.1097/MCG.0000000000001333.PMID: 32134798; PMCID: PMC7147411.

13. Taylor DJ, Mallory LJ, Lichstein KL, et al. Comorbidity of Chronic Insomnia withMedical Problems. Sleep. 2007 Feb;30(2):213–218. doi: 10.1093/sleep/30.2.213.PMID: 17326547. Erratum in: Sleep. 2007 Jul 1;30(7):table of contents.

14. Irish LA, Kline CE, Gunn HE, et al. The Role of Sleep Hygiene in Promoting PublicHealth: A Review of Empirical Evidence. Sleep Med Rev. 2015 Aug;22:23–36.doi: 10.1016/j.smrv.2014.10.001. Epub 2014 Oct 16. PMID: 25454674; PMCID:PMC4400203.

15. Koelsch S, Fuermetz J, Sack U, et al. Effects of Music Listening on Cortisol Levels andPropofol Consumption During Spinal Anesthesia. Front Psychol. 2011 Apr 5;2:58.doi: 10.3389/fpsyg.2011.00058. PMID: 21716581; PMCID: PMC3110826.

16. Okamoto-MizunoK, Mizuno K. Effects of Thermal Environment on Sleep andCircadian Rhythm. J Physiol Anthropol. 2012;31(1):14. Published 2012 May 31. doi:10.1186/1880-6805-31-14.

17. Ko Y, Lee JY. Effects of Feet Warming Using Bed Socks on Sleep Quality and ThermoregulatoryResponses in a Cool Environment. J Physiol Anthropol. 2018 Apr24;37(1):13. doi: 10.1186/s40101-018-0172-z. PMID: 29699592; PMCID: PMC5921564.

18. Lim EY, Lee SY, Shin HS, et al. The Effect of Lactobacillus acidophilus YT1 (MENOLACTO) on Improving Menopausal Symptoms: A Randomized, Double-Blinded,Placebo-

ControlledClinical Trial. J Clin Med. 2020 Jul 9;9(7):2173. doi: 10.3390/jcm9072173. PMID: 32660010; PMCID: PMC7408745.

19.Shin JH, Park YH, Sim M, et al. Serum Level of Sex Steroid Hormone Is Associatedwith Diversity and Profiles of Human Gut Microbiome. Res Microbiol. 2019 Jun–Aug;170(4–5):192–201. doi: 10.1016/j.resmic.2019.03.003. Epub 2019 Mar 30. PMID:30940469.

20.Okamoto T, Hatakeyama S, Imai A, et al. The Association Between Gut Microbiomeand Erectile Dysfunction: A Community-basedCross-sectionalStudy in Japan.Int Urol Nephrol. 2020 Aug;52(8):1421–1428. doi: 10.1007/s11255-020-02443-9. Epub2020 Mar 19. PMID: 32193686.

第九章

1. Garćia-VelascoJA, Menabrito M, Catalán IB. What Fertility Specialists Should KnowAbout the Vaginal Microbiome: A Review. Reprod Biomed Online. 2017 Jul;35(1):103–112. doi: 10.1016/j.rbmo.2017.04.005. Epub 2017 Apr 19. PMID: 28479120.

2. Silva MSB, Giacobini P. Don't Trust Your Gut: When Gut Microbiota Disrupt Fertility.Cell Metab. 2019 Oct 1;30(4):616–618. doi: 10.1016/j.cmet.2019.09.005. PMID:31577927.

3. Fox C, Eichelberger K. Maternal Microbiome and Pregnancy Outcomes. FertilSteril. 2015 Dec;104(6):1358–1363. doi: 10.1016/j.fertnstert.2015.09.037. Epub 2015Oct 19. PMID: 26493119.

4. Slykerman RF, Hood F, Wickens K, et al. Effect of Lactobacillus rhamnosus HN001in Pregnancy on Postpartum Symptoms of Depression and Anxiety: A RandomisedDouble-BlindPlacebo-ControlledTrial. EBioMedicine. 2017 Oct;24:159–165. doi:10.1016/j.ebiom.2017.09.013. Epub 2017 Sep 14. PMID: 28943228; PMCID: PMC5652021.

5. Dominguez-BelloMG, Costello EK, Contreras M, et al. Delivery Mode Shapes theAcquisition and Structure of the Initial Microbiota Across Multiple Body Habitats inNewborns. Proc Natl Acad Sci USA. 2010;107:11971–11975.

6. Sevelsted A, Stokholm J, Bonnelykke K, Bisgaard H. Cesarean Section and ChronicImmune Disorders. Pediatrics 2015;135:e92–e98.

7. Liu D, Shao L, Zhang Y, Kang W. Safety and Efficacy of Lactobacillus for PreventingNecrotizing Enterocolitis in Preterm Infants. Int J Surg. 2020 Apr;76:79–87. doi:10.1016/j.ijsu.2020.02.031. Epub 2020 Feb 26. PMID: 32109650.

8. Davis EC, Wang M, Donovan SM. The Role of Early Life Nutrition in the Establishmentof Gastrointestinal Microbial Composition and Function. Gut Microbes. 2017Mar 4;8(2):143–171. doi: 10.1080/19490976.2016.1278104. Epub 2017 Jan 9. PMID:28068209; PMCID: PMC5390825.

9. Rogier EW, Frantz AL, Bruno MEC, et al. Secretory Antibodies in Breast Milk PromoteLong-TermIntestinal Homeostasis by Regulating the Gut Microbiota andHost Gene Expression. Proc Natl Acad Sci USA. 2014 Feb 25;111(8):3074–3079. doi:10.1073/pnas.1315792111. Epub 2014 Feb 3. PMID: 24569806; PMCID: PMC3939878.

10.Borewicz K, Suarez-DiezM, Hechler C, et al. The Effect of Prebiotic Fortified InfantFormulas on Microbiota Composition and Dynamics in Early Life. Sci Rep. 2019 Feb21;9(1):2434. doi: 10.1038/s41598-018-38268-x. PMID: 30792412; PMCID: PMC6385197.

11. Davis EC, Dinsmoor AM, Wang M, Donovan SM. Microbiome Composition in PediatricPopulations from Birth to Adolescence: Impact of Diet and Prebiotic andProbiotic Interventions. Dig Dis Sci. 2020;65(3):706–722. doi:10.1007/s10620-020-06092-x.

12. O'Brien CE, Meier AK, Cernioglo K, et al. Early Probiotic Supplementation with B.infantis in Breastfed Infants Leads to Persistent Colonization at 1 year. Pediatr Res.2021 Mar 24. doi: 10.1038/s41390-020-01350-0. Epub ahead of print. PMID: 33762689

13. Stanislawski MA, Dabelea D, Wagner BD, et al. Gut Microbiota in the First 2 Yearsof Life and the Association with Body Mass Index at Age 12 in a Norwegian BirthCohort. mBio. 2018;9(5):e01751-18. Published 2018 Oct 23. doi:10.1128/mBio.01751-18. PMID: 30352933.

14. McDade TW, Rutherford J, Adair L, Kuzawa CW. Early Origins of Inflammation:Microbial Exposures in Infancy Predict Lower Levels of C-reactiveProtein in Adulthood.Proc Biol Sci. 2010 Apr 7;277(1684):1129–1137. doi: 10.1098/rspb.2009.1795.Epub 2009 Dec 9. PMID: 20007176; PMCID: PMC2842762.

15. Hullegie S, Bruijning-VerhagenP, Uiterwaal CS, et al. First-YearDaycare and Incidenceof Acute Gastroenteritis. Pediatrics. 2016 May;137(5):e20153356. doi: 10.1542/peds.2015–3356. PMID: 27244798.

16. Noverr MC, Huffnagle GB. The 'Microflora Hypothesis' of Allergic Diseases. ClinExp Allergy. 2005 Dec;35(12):1511–1520. doi: 10.1111/j.1365–2222.2005.02379.x.PMID: 16393316.

17. Lin J, Zhang Y, He C, Dai J. Probiotics Supplementation in Children with Asthma: ASystematic Review and Meta-analysis.J Paediatr Child Health. 2018 Sep;54(9):953–961. doi: 10.1111/jpc.14126. Epub 2018 Jul 27. PMID: 30051941.

18. Arrieta MC, Stiemsma LT, Dimitriu PA, et al. Early Infancy Microbial and MetabolicAlterations Affect Risk of Childhood Asthma. Sci Transl Med. 2015 Sep30;7(307):307ra152. doi: 10.1126/scitranslmed.aab2271. PMID: 26424567.

19. Fiocchi A, Pawankar R, Cuello-GarciaC, et al. World Allergy Organization–McMasterUniversity Guidelines for Allergic Disease Prevention (GLAD-P):Probiotics.World Allergy Organ J. 2015 Jan 27;8(1):4. doi: 10.1186/s40413-015-0055–2.PMID: 25628773; PMCID: PMC4307749.

20. Hesselmar B, Hicke-RobertsA, Lundell AC, et al. Pet-Keepingin Early Life Reducesthe Risk of Allergy in a Dose-DependentFashion. PLoS One. 2018 Dec19;13(12):e0208472. doi: 10.1371/journal.pone.0208472. PMID: 30566481; PMCID:PMC6300190.

21. Shmalberg J, Montalbano C, Morelli G, Buckley GJ. A Randomized Double BlindedPlacebo-ControlledClinical Trial of a Probiotic or Metronidazole for Acute CanineDiarrhea. Front Vet Sci. 2019 Jun 4;6:163. doi: 10.3389/fvets.2019.00163. PMID:31275948; PMCID: PMC6593266.

22. McElhanon BO, McCracken C, Karpen S, Sharp WG. Gastrointestinal Symptoms inAutism

Spectrum Disorder: A Meta-analysis.Pediatrics. 2014 May;133(5):872–883.doi: 10.1542/
peds.2013–3995. PMID: 24777214.

23.Doshi-VelezF, Avillach P, Palmer N, et al. Prevalence of Inflammatory Bowel DiseaseAmong
Patients with Autism Spectrum Disorders. Inflamm Bowel Dis. 2015Oct;21(10):2281–2288.
doi: 10.1097/MIB.0000000000000502. PMID: 26218138.

24.Mayer EA, Padua D, Tillisch K. Altered Brain-GutAxis in Autism: Comorbidity orCausative
Mechanisms? Bioessays. 2014;36:933–939.

25.David MM, Tataru C, Daniels J, et al. Children with Autism and Their TypicallyDeveloping
Siblings Differ in Amplicon Sequence Variants and Predicted Functionsof Stool-
AssociatedMicrobes. mSystems 2021;6(2): e00193–e00220.

26.Leyer GJ, Li S, Mubasher ME, et al. Probiotic Effects on Cold and Influenza-LikeSymptom
Incidence and Duration in Children. Pediatrics. 2009 Aug;124(2):e172–e179. doi: 10.1542/
peds.2008–2666. Epub 2009 Jul 27. PMID: 19651563.

27.Lazou Ahren I, Berggren A, Teixeira C, et al. Evaluation of the Efficacy of
Lactobacillusplantarum HEAL9 and Lactobacillus paracasei 8700:2 on Aspects of
CommonCold Infections in Children Attending Day Care: A Randomised, Double-blind,
Placebo-controlledClinical Study. Eur J Nutr. 2020 Feb;59(1):409–417. doi: 10.1007/s00394-
019-02137-8. Epub 2019 Nov 16. Erratum in: Eur J Nutr. 2019 Dec 19. PMID:31734734;
PMCID: PMC7000506.

28.Aversa Z, Atkinson EJ, Schafer MJ, et al. Association of Infant Antibiotic Exposurewith
Childhood Health Outcomes. Mayo Clin Proc. 2021 Jan;96(1):66–77.doi: 10.1016/
j.mayocp.2020.07.019. Epub 2020 Nov 16. PMID: 33208243; PMCID:PMC7796951.

29.Korpela K, Salonen A, Virta LJ, et al. Intestinal Microbiome Is Related to LifetimeAntibiotic
Use in Finnish Pre-schoolChildren. Nat Commun. 2016 Jan 26;7:10410.doi: 10.1038/
ncomms10410. PMID: 26811868; PMCID: PMC4737757.

30.Hersh AL, Jackson MA, Hicks LA, et al. Principles of Judicious Antibiotic Prescribingfor
Upper Respiratory Tract Infections in Pediatrics. Pediatrics. 2013;132(6):1146–1154.

31.Goldenberg JZ, Lytvyn L, Steurich J, et al. Probiotics for the Prevention of
PediatricAntibiotic-associatedDiarrhea. Cochrane Database Syst Rev. 2015
Dec22;(12):CD004827. doi: 10.1002/14651858.CD004827.pub4. Update in: Cochrane
DatabaseSyst Rev. 2019 Apr 30;4:CD004827. PMID: 26695080.

32.Davis EC, Dinsmoor AM, Wang M, Donovan SM. Microbiome Composition in
PediatricPopulations from Birth to Adolescence: Impact of Diet and Prebiotic andProbiotic
Interventions. Dig Dis Sci. 2020;65(3):706–722. doi: 10.1007/s10620-020-06092-x.

33.Kumbhare SV, Patangia DVV, Patil RH, et al. Factors Influencing the Gut Microbiomein
Children: From Infancy to Childhood. J Biosci. 2019 Jun;44(2):49. PMID:31180062.

第十章

1. Sanidad KZ, Xiao H, Zhang G. Triclosan, a Common Antimicrobial Ingredient,on Gut
Microbiota and Gut Health. Gut Microbes. 2019;10(3):434–437. doi:10.1080/19490976.2018

.1546521. Epub 2018 Nov 20. PMID: 30453815; PMCID:PMC6546352.

2. Tun MH, Tun HM, Mahoney JJ, et al. Postnatal Exposure to Household Disinfectants,Infant Gut Microbiota and Subsequent Risk of Overweight in Children.CMAJ. 2018 Sep 17;190(37):E1097–E1107. doi: 10.1503/cmaj.170809. PMID: 30224442;PMCID: PMC6141245. Erratum in: CMAJ. 2018 Nov 12;190(45):E1341.

3. Herr M, Just J, Nikasinovic L, et al. Influence of Host and Environmental Factorson Wheezing Severity in Infants: Findings from the PARIS Birth Cohort. Clin ExpAllergy 2012;42:275–283.

4. Pew Charitable Trusts. Could Efforts to Fight the Coronavirus Lead to Overuse ofAntibiotics? Issue brief, March 10, 2021. https://www.pewtrusts.org/en/research-and-analysis/issue-briefs/2021/03/could-efforts-to-fight-the-coronavirus-lead-to-overuse-of-antibiotics.

5. Claus SP, Guillou H, Ellero-SimatosS. The Gut Microbiota: A Major Player in the Toxicityof Environmental Pollutants? NPJ Biofilms Microbiomes. 2016 May 4;2:16003.doi: 10.1038/npjbiofilms.2016.3. PMID: 28721242; PMCID: PMC5515271. Erratumin: NPJ Biofilms Microbiomes. 2017 Jun 22;3:17001.

6. Gardner CM, Hoffman K, Stapleton HM, Gunsch CK. Exposures to SemivolatileOrganic Compounds in Indoor Environments and Associations with the Gut Microbiomesof Children. Environ Sci Technol Lett. 2020. doi: 10.1021/acs.estlett.0c00776.

7. Fouladi F, Bailey MJ, Patterson WB, et al. Air Pollution Exposure Is Associatedwith the Gut Microbiome as Revealed by Shotgun Metagenomic Sequencing. EnvironInt. 2020 May;138:105604. doi: 10.1016/j.envint.2020.105604. Epub 2020 Mar 2.PMID: 32135388; PMCID: PMC7181344.

8. Tsiaoussis J, Antoniou MN, Koliarakis I, et al. Effects of Single and Combined ToxicExposures on the Gut Microbiome: Current Knowledge and Future Directions.Toxicol Lett. 2019 Sep 15;312:72–97. doi: 10.1016/j.toxlet.2019.04.014. Epub 2019 Apr27. PMID: 31034867.

9. Rogers MAM, Aronoff DM. The Influence of Non-steroidalAnti-inflammatoryDrugs on the Gut Microbiome. Clin Microbiol Infect. 2016 Feb;22(2):178.e1–178.e9. doi: 10.1016/j.cmi.2015.10.003. Epub 2015 Oct 16. PMID: 26482265; PMCID:PMC4754147.

10.Pollard MS, Tucker JS, Green HD. Changes in Adult Alcohol Use and ConsequencesDuring the COVID-19 Pandemic in the US. JAMA Netw Open. 2020;3(9):e2022942.doi:10.1001/jamanetworkopen.2020.22942.

11.Engen PA, Green SJ, Voigt RM, et al. The Gastrointestinal Microbiome: Alcohol Effectson the Composition of Intestinal Microbiota. Alcohol Res. 2015;37(2):223–236.PMID: 26695747; PMCID: PMC4590619.

12.Lee SH, Yun Y, Kim SJ, et al. Association Between Cigarette Smoking Status andComposition of Gut Microbiota: Population-BasedCross-SectionalStudy. J ClinMed. 2018;7(9):282. Published 2018 Sep 14. doi: 10.3390/jcm7090282.

腸道‧全身心健康聖經

美國腸道權威帶你打造腸道好生態，生病少、人不老

Gut Renovation: Unlock the Age-Defying Power of the Microbiome to Remodel Your Health from the Inside Out

作者	羅希尼‧雷 醫師（Roshini Raj, M.D.）
譯者	吳宜蓁
商周集團執行長	郭奕伶

商業周刊出版部

總監	林雲
責任編輯	潘玫均
封面設計	卷里工作室
內文排版	点泛視覺設計工作室
出版發行	城邦文化事業股份有限公司商業周刊
	地址 104 台北市中山區民生東路二段 141 號 4 樓
	電話：(02)2505-6789　傳真：(02)2503-6399
讀者服務專線	(02)2510-8888
商周集團網站服務信箱	mailbox@bwnet.com.tw
劃撥帳號	50003033
戶名	英屬蓋曼群島商家庭傳媒股份有限公司城邦分公司
網站	www.businessweekly.com.tw
香港發行所	城邦（香港）出版集團有限公司
	香港灣仔駱克道 193 號東超商業中心 1 樓
	電話：(852) 2508-6231　傳真：(852) 2578-9337
	E-mail：hkcite@biznetvigator.com
製版印刷	科樂印刷事業股份有限公司
總經銷	聯合發行股份有限公司電話：(02) 2917-8022
初版 1 刷	2023 年 7 月
定價	420 元
ISBN	978-626-7252-72-7（平裝）
EISBN	9786267252765（PDF）／9786267252772（EPUB）

國家圖書館出版品預行編目(CIP)資料

腸道‧全身心健康聖經：美國腸道權威帶你打造腸道好生態，生病少、人不老/羅希尼.雷(Roshini Raj)著；吳宜蓁譯. -- 初版. -- 臺北市：城邦文化事業股份有限公司商業周刊, 2023.06
面；　公分
譯自：Gut renovation : unlock the age-defying power of the microbiome to remodel your health from the inside out.
ISBN 978-626-7252-72-7(平裝)
1.CST: 消化系統 2.CST: 胃腸疾病 3.CST: 保健常識

415.5　　　　　　　　　　　　　112007836

生命樹

Health is the greatest gift, contentment the greatest wealth.
～Gautama Buddha

健康是最大的利益，知足是最好的財富。 ——佛陀